JE SOIGNE MON DIABÈTE DE TYPE 2

Dr GÉRARD PACAUD

JE SOIGNE MON DIABÈTE DE TYPE 2

PRESSES DU CHÂTELET

www.pressesduchatelet.com

Si vous souhaitez recevoir notre catalogue et être tenu au courant de nos publications, envoyez vos nom et adresse, en citant ce livre, aux Presses du Châtelet,
34, rue des Bourdonnais 75001 Paris.
Et, pour le Canada,
à Édipresse Inc., 945, avenue Beaumont,
Montréal, Québec, H3N 1W3.

ISBN 978-2-84592-334-8

Sommaire

3. Les complications du diabète 2

4. Prendre en charge son diabète 2

5. Médicaments du diabète 2

Introduction

Les livres sur le diabète sont nombreux, la plupart rédigés par des médecins qui cherchent à rendre service aux patients atteints de cette maladie chronique.

Alors, pourquoi un de plus ?

Mon objectif est de vous offrir un livre différent. Un livre novateur. Les livres existants sont bien documentés mais présentent souvent une trop grande abondance de renseignements dispersés et incomplets. Le lecteur s'y perd facilement et peine à discerner l'essentiel. Je le sais, je m'y suis perdu, ayant souvent erré, même dans les ouvrages rédigés pour les professionnels, pour trouver les réponses à mes questions.

J'ai tenté de présenter un livre organisé selon un fil directeur logique pour le grand public, dont les informations sont d'accès facile et où la plupart des termes sont expliqués. On peut aisément y trouver aussi bien une réponse à une question précise qu'une vue de synthèse ou même une vraie prise de position.

Ce livre a été écrit par un médecin, ce qui n'est pas du luxe. Le diabète est une maladie complexe dont on comprend de mieux en mieux les mécanismes. On découvre depuis peu qu'ils prennent part à un ensemble concernant tous les problèmes de l'utilisation de l'énergie par nos cellules. Le diabète est désormais identifié comme une maladie de l'énergie cellulaire. Mais, par ses effets secondaires, il implique tous nos organes. Seul un médecin peut faire la synthèse des connaissances sur un sujet aussi vaste. De fait, j'ai pratiqué la médecine de cabinet pendant de longues années durant lesquelles j'ai soigné de nombreux diabétiques.

Ce livre est écrit par un médecin diabétique. Je souffre en effet de diabète depuis une vingtaine d'années et cet état a aiguisé mon regard et mon intérêt pour cette étrange maladie sans symptômes mais aux multiples effets secondaires souvent très graves. J'ai appris à me soigner, à équilibrer ma maladie. J'ai connu, comme chacun d'entre vous, des hauts et des bas, des moments de découragement. Mais mon espoir a toujours été porté par les résultats accumulés par la science biologique de ces vingt dernières années. Les nouvelles découvertes sont réellement enthousiasmantes : les dix prochaines années devraient voir le début d'essais humains pour guérir le diabète. Vous avez bien lu : pour le guérir définitivement. Je voudrais vous faire partager cette espérance.

J'ai également la chance d'avoir une formation de médecin biologiste, grâce à des études de biochimie et de microbiologie, ce qui m'a permis d'aller chercher le plus d'explications possible dans la biologie moléculaire contemporaine. Je continue de suivre pas à pas les progrès de la science médicale pour mieux comprendre, mieux soigner et bientôt, sans doute, je le redis, guérir le diabète. J'ai ainsi tenté, en écrivant ce livre, de vulgariser au mieux les découvertes de plus en plus « pointues » dans le domaine de la biologie moléculaire.

Mon souhait est de servir les personnes qui souffrent de diabète 2. Le malade est souvent perplexe devant sa maladie et son médecin ne prend pas toujours le temps de lui en expliquer les mécanismes et les pièges, ce qui est préjudiciable à une bonne motivation, une bonne prise en charge et un bon suivi du traitement. J'ai donc rassemblé mon expérience de praticien, ma réflexion de scientifique et mon vécu de diabétique pour rédiger une synthèse que je propose au service de tous les diabétiques intéressés. J'ai fait de mon mieux avec le souci constant d'être utile donc simple, clair et le plus complet possible.

Je considère que cette entreprise est d'une grande utilité vue l'expansion que cette maladie a prise dans tous les pays du monde. En France, plus de 3 millions de diabétiques sont répertoriés et l'on considère que de 500 000 à 1 million de personnes sont diabétiques sans le savoir. De plus, la progression de la maladie est évaluée à 5,7 % par an.

Les chiffres mondiaux sont encore plus accablants. Selon la FID (Fédération Internationale du Diabète), la planète compte aujourd'hui 285 millions d'individus qui vivent avec un diabète, diagnostiqué ou non. Ce chiffre va au moins doubler d'ici à 2030. Notre terre comptera probablement plus de 500 millions de diabétiques dans vingt ans. En effet, même si la science apporte des solutions partielles ou définitives pour guérir cette maladie, leur mise en œuvre exigera beaucoup de temps. D'où l'intérêt d'insister, sans relâche, sur les mesures de prévention.

Je crois que ce livre pourra même servir d'outil pédagogique pour les médecins praticiens et les pharmaciens confrontés au difficile problème de convaincre les diabétiques de se soigner avec méthode et en toute connaissance de cause.

Ces recherches sont très nombreuses car le diabète est un fléau mondial. C'est une maladie de civilisation liée à la transformation de nos habitudes de vie et aux nombreux bouleversements survenus dans notre alimentation, au cours des siècles, alors que la biologie de notre corps est toujours soumise aux mêmes règles génétiques que celles de nos lointains ancêtres préhistoriques.

Heureusement, les choses vont vite. De nouveaux médicaments sont annoncés, de nouvelles perspectives de recherches, de nouvelles conceptions sur les causes réelles de la maladie, de nouveaux essais de guérison sur l'animal ont lieu chaque mois. Il importe donc que tous les diabétiques soient tenus au courant des améliorations possibles pour leur traitement et de toutes les tentatives de guérison déjà confirmées ou en cours de contrôle.

On dit que le diabète est la maladie des gros. On dit que les diabétiques ont trop de sucre dans le sang. On dit que le diabète, c'est pour la vie. On dit que le diabète est héréditaire. On dit que le diabète rend aveugle… Il est temps d'en finir avec les approximations !

Dans la croyance populaire, le diabète n'a pas bonne presse et les médecins manquent souvent de temps pour donner une véritable information sur cette maladie chronique qui atteint plus de 3 millions de Français et qui en menace sans doute autant. La prise en charge du diabète doit donc être le fait du malade lui-même avec l'aide attentive et éclairée de son médecin généraliste. Il faut expliquer le diabète de la façon la plus simple, la plus pédagogique possible et ne pas hésiter à expliquer encore et de nouveau.

Chaque sujet atteint doit ainsi s'efforcer de mieux comprendre sa maladie afin de mieux se soigner, c'est-à-dire d'adopter une hygiène de vie et un traitement précoce et adapté assorti d'un bon suivi, ce qui lui offrira des années de vie en plus et des complications en moins.

Que ce livre puisse l'y aider, c'est mon vœu le plus cher.

1

Repérer le diabète

Le glucose

Le diabète est une maladie caractérisée par une augmentation chronique de la quantité de glucose (un sucre simple) circulant dans le sang. Cette quantité de glucose, appelée glycémie, a pour valeur 0,70 à 0,90 g/l (gramme par litre) chez une personne normale en bonne santé, le matin à jeun. Au même moment, elle dépasse 1,26 g/l chez une personne diabétique. Après le repas, le taux de glucose ne dépasse pas 1,40 g/l chez une personne normale alors qu'il dépasse toujours ce chiffre chez un sujet diabétique.

Dans ces deux situations où le glucose dépasse les limites indiquées, on parle d'hyperglycémie.

Cette hyperglycémie n'est pas due au glucose lui-même mais à une défaillance des systèmes qui assurent la régulation de son utilisation par notre organisme et notamment à une hormone : l'insuline.

Cette augmentation de la glycémie, lorsqu'elle dure des mois ou des années, a de lourdes conséquences. Le glucose en excès étant toxique, il entraîne des lésions graves de nos artères et dans l'ensemble des organes de notre corps. Pour un bon équilibre général, la glycémie doit donc rester stable entre 0,70 et 1,40 g/l durant les vingt-quatre heures de la journée. Les variations de la glycémie en dehors de ces limites sont nocives pour notre santé.

Qu'est-ce que le glucose ?

Le glucose est un sucre simple, une petite molécule qui est très peu présente sous cette forme, dans notre alimentation. Celle-ci nous apporte pourtant beaucoup de sucres simples et complexes mais sous des formes qui nécessitent une transformation dans notre système digestif pour libérer des molécules de glucose. Il en est ainsi de l'amidon, qui est formé d'une chaîne de très nombreuses molécules de glucose. L'amidon se trouve dans toutes les farines, dans tous les pains, dans les pâtes alimentaires, dans le riz, dans les pommes de terre, dans tous les féculents, dans les haricots secs, dans les lentilles, les pois chiches, les pois cassés… Cet amidon est donc transformé par la digestion en une multitude de molécules de glucose.

L'amidon n'est pas un cas isolé. D'autres molécules de différentes natures sont transformées en glucose par notre appareil digestif, à partir de notre alimentation, sans discontinuer. Ces molécules de glucose sont nécessaires à notre organisme puisque nos cellules les utilisent de façon préférentielle et à chaque instant pour produire l'énergie nécessaire à la vie de notre corps.

Glucose, pas seul en cause

Le rôle du glucose est donc essentiel, mais la maladie diabétique ne peut pas se résumer à lui. Nous verrons progressivement, dans les différents chapitres de ce livre, que beaucoup d'autres participants sont impliqués, notamment les corps gras et plusieurs systèmes hormonaux. La recherche en biologie moléculaire continue, chaque jour, à décrypter les mécanismes cellulaires qui conduisent au diabète.

On peut dire aujourd'hui que le diabète n'est pas lié au seul glucose mais qu'il est une maladie de l'énergie.

Il reste que le premier objectif thérapeutique dans la prise en charge du diabète sera de rétablir une glycémie normale dans les limites indiquées, en intervenant à la fois sur l'hygiène de vie, l'alimentation et par l'utilisation de médicaments. Pour le diabétique 2 que nous sommes, les difficultés commencent précisément là.

Diagnostic du diabète

Le diagnostic du diabète est simple et peu coûteux. Selon ce que nous venons de dire, il repose sur la mesure de la glycémie. La glycémie est le taux du glucose dans le sang ou plus exactement dans le plasma sanguin, c'est-à-dire le sang débarrassé des globules rouges. Elle doit être effectuée deux fois à deux semaines d'intervalle. Cette mesure est réalisée sur une prise de sang, après un jeûne de huit heures.

Cet examen est pratiqué dans les laboratoires d'analyses biologiques agréés, sous le contrôle et la responsabilité de médecins ou de pharmaciens biologistes. La prise de sang est faite le plus souvent sur une veine du pli du coude. Des machines automatisées avec témoins étalonnés permettent une grande précision et une bonne reproductibilité de la mesure.

Nous verrons ultérieurement que chaque patient a la possibilité de mesurer sa glycémie à l'aide de petits appareils utilisables à domicile, les glucomètres. Les résultats sont moins précis mais peuvent rendre de grands services dans certaines situations. Ces appareils ainsi que les bandelettes tests sont remboursés par la Sécurité sociale.

Par convention internationale, l'OMS (Organisation Mondiale de la Santé) a décidé qu'une personne doit être considérée comme diabétique si deux glycémies mesurées après un jeûne de huit heures, à deux semaines d'intervalle, montrent un taux de glucose égal ou supérieur à 1,26 g/l (7 mmol/l).

Il s'agit donc d'un consensus mondial accepté par tous les pays en 2011 mais qui pourra être révisé dans les années à venir, en fonction des dernières découvertes de la science. Ainsi, pendant longtemps, le chiffre retenu, à ne pas dépasser, à jeun, pour la glycémie, était non pas de 1,26 g/l mais de 1,40 g/l.

Ce diagnostic impose de poursuivre les investigations. En effet, il ne renseigne pas sur l'ancienneté de la maladie. Il impose donc un examen clinique complet à la recherche d'un excès de poids, d'une obésité, d'une hérédité, de petits signes passés inaperçus ou même de manifestations de complications. Il impose également d'autres examens biologiques et en premier lieu la mesure de l'hémoglobine glyquée qui permet d'avoir une évaluation de la moyenne des glycémies durant les deux à trois derniers mois.

Vous remarquerez aussi que, sur les résultats d'analyses pratiquées par le laboratoire, les unités qui évaluent la glycémie sont de deux sortes. Il s'agit soit de « grammes par litre » (g/l), soit de « millimoles par litre » (mmol/l). Ainsi, 0,70 g/l équivaut à 3,88 mmol/l; 0,90 g/l équivaut à 5 mmol/l; 1,26 g/l équivaut à 7 mmol/l. Ceux qui veulent comprendre comment passer d'un système à l'autre trouveront l'explication ci-dessous.

Pour mieux comprendre

Le résultat de la mesure de la glycémie s'exprime parfois en millimoles par litre, ce qui ne manque pas d'intriguer les patients diabétiques. Heureusement, le plus souvent, les feuilles de résultats du laboratoire donnent la mesure dans les deux unités : d'abord en grammes par litre puis en millimoles par litre. Ce qui rassure et permet de penser qu'il y a, bien sûr, une équivalence entre les deux types d'unités.

La tendance qui se généralisera dans les années à venir est de rendre tous les résultats des paramètres du sang en millimoles par litre.

Pourquoi cette tendance ?

Cette tendance est logique pour les biologistes et les médecins. En effet, le poids ne donne pas d'indication sur le nombre des molécules effectivement présentes et actives dans le sang et il ne permet donc pas de comparer des nombres de molécules.

Explication chimique

Pour comprendre le passage d'une unité à l'autre, il est nécessaire de faire un peu de chimie simple. Une molécule est la plus petite partie d'un corps simple. Une molécule est formée d'atomes. Ainsi, le glucose dont la formule de la molécule s'écrit : $C_6H_{12}O_6$, ce qui signifie qu'une molécule de glucose est constituée de 6 atomes de carbone, 12 atomes d'hydrogène et 6 atomes d'oxygène.

Atomes et molécules sont des « constituants » très petits de la matière. On peut donc concevoir que, pour pouvoir travailler facilement, les chimistes aient défini des grandeurs utilisables au quotidien. Ils ont ainsi défini une grandeur, la mole. Une mole, encore appelée molécule-gramme, est le poids en grammes d'une certaine quantité, toujours la même, de molécules. Cette quantité fixe est un chiffre très grand appelé « nombre d'Avogadro », du nom du grand chimiste italien qui le calcula. On l'appelle N.

$N = 6{,}02 \times 10^{23}$ (10^{23} égale cent mille milliards de milliards).

Sans entrer dans la justification de ce qui suit, vous devez accepter comme résultat incontournable de la chimie que, dans une mole de glucose par exemple, il y a $6{,}02 \times 10^{23}$ molécules de glucose. Il en est de même dans une mole d'eau, dans une mole de cholestérol ou dans une mole d'insuline.

Une millimole est simplement 1/1 000 de mole.

Formulation chiffrée

Le poids de chaque atome constitutif de la matière présente sur Terre a été calculé depuis longtemps. Ainsi, un atome de C pèse 12 uma (unité de masse atomique), un atome d'hydrogène pèse 1 uma et un atome d'oxygène pèse 16 uma. Sachant que 1 uma = $\frac{1}{N}$ gramme.

Pour calculer le poids d'une molécule, il suffit d'additionner le poids de chacun de ses atomes. Ainsi, pour le glucose, on obtient :

$(6 \times 12) + (12 \times 1) + (6 \times 16) = 72 + 12 + 96 = 180$ uma

Cela veut dire qu'une molécule de glucose pèse ce poids-là : 180 uma.

D'après la définition précédente, une mole de glucose pèse :

$180 \times 6{,}02 \times 10^{23} = 180$ g.

Correspondance grammes par litre et millimoles par litre

La correspondance entre les deux types de résultats devient aisée.

Si le chiffre de la glycémie est de 1,2 gramme par litre, il suffit de diviser ce chiffre par 180 pour obtenir le nombre de moles et de le multiplier par mille pour obtenir le nombre de millimoles.

Ainsi : 1,2/180 = 0,0066 mole
0,0066 × 1 000 = 6,6 millimoles
Une glycémie de 1,2 gramme par litre est équivalente à une glycémie de 6,6 moles par litre.

Généralisation

Ce système de correspondance peut être pratiqué avec tous les autres paramètres biochimiques du sang comme le cholestérol ou les triglycérides ou l'urée ou la créatinine. Il suffit de connaître la formule chimique du produit pour en calculer le poids d'une mole et de diviser la concentration en grammes par ce poids en moles.

L'hémoglobine glyquée

Le dosage de l'hémoglobine glyquée (HbA1c), exprimée en pourcentage, est essentiel puisqu'il reflète la moyenne de la glycémie d'une personne concernant les deux mois précédents. Il y a une correspondance directe entre ce chiffre de l'HbA1c et cette moyenne. Ainsi, une HbA1c à 6 % signifie que la moyenne des glycémies durant les deux derniers mois est de 1,26 g/l. Cela témoigne que vous avez su maîtriser votre diabète 2 par tous les moyens proposés (hygiène de vie et médicaments). C'est le chiffre idéal que tout diabétique 2 doit essayer d'atteindre.

On voit bien son importance puisqu'il traduit l'amplitude des variations des taux de sucre dans le sang alors qu'une simple mesure de la glycémie à un moment donné ne donne qu'une indication instantanée. Il permet donc de définir des seuils et des objectifs thérapeutiques. De fait, il pourrait aussi être un moyen plus efficace pour le diagnostic du diabète.

Mais ce test coûte beaucoup plus cher qu'une glycémie que l'on conserve donc (pour combien de temps ?) pour le dépistage.

Que mesure-t-on ?

La mesure de l'HbA1c est le dosage d'une des formes de l'hémoglobine circulant dans le sang, laquelle hémoglobine est la protéine de nos globules rouges qui transporte l'oxygène vers nos cellules. Cette fraction de l'hémoglobine présente la particularité d'avoir une forte affinité pour les molécules de glucose et donc de pouvoir créer des liaisons avec celles-ci. Plus il y a de glucose circulant dans le sang et plus il y aura de molécules d'HbA1c associées à une molécule de glucose. L'intérêt de ce dosage réside dans le fait que cette HbA1c a une durée de vie moyenne de soixante jours. Autrement dit, sa concentration reflète fidèlement, comme je l'ai dit plus haut, celle du glucose pendant ces mêmes soixante jours.

Quelques difficultés

Il faut convenir que, dans l'état actuel des choses, le dosage de l'HbA1c présente quelques difficultés. C'est un dosage relativement complexe pour lequel la méthode internationale de référence est la spectrométrie de masse, que tous les laboratoires d'analyse ne peuvent pas pratiquer. Les différentes méthodes de dosage devront donc s'ajuster à cette technique. Aujourd'hui, il est parfois difficile de comparer les résultats de plusieurs laboratoires qui utilisent des méthodes différentes dont certaines ne sont pas standardisées. Le mode d'expression des résultats est lui-même en débat.

Je vous recommande donc de faire pratiquer cet examen toujours par le même laboratoire en demandant à votre médecin biologiste de vous confirmer qu'il utilise bien la même technique d'une fois sur l'autre.

Un autre point épineux concerne la glycation elle-même, c'est-à-dire la fixation du glucose sur l'hémoglobine. Il s'agit d'un processus purement chimique qui ne fait pas intervenir d'enzyme. Cependant, il existerait un processus de « déglycation » qui serait assuré par un système enzymatique. Ce processus serait variable selon les personnes (probablement selon le patrimoine génétique de chacun) et il existerait ainsi de « forts déglyqueurs » et de « faibles déglyqueurs ». Autrement dit, nous n'aurions pas tous la même capacité de débarrasser notre hémoglobine des molécules de glucose qui s'y seraient accolées. De ce fait, le dosage de l'HbA1c ne refléterait pas toujours très fidèlement la moyenne de la glycémie sur deux mois !

Toutes ces questions sont étudiées dans les laboratoires de recherches et il est certain qu'elles trouveront rapidement leur solution, ce qui permettra de rendre encore plus performante la mesure de l'HbA1c.

Mieux que la glycémie ?

Le diagnostic de diabète est bien codifié par l'OMS (Organisation Mondiale de la Santé). Comme je l'ai dit précédemment, il ne fait pas appel au dosage de l'hémoglobine glyquée. En France, nous suivons les recommandations de l'OMS et nous utilisons la glycémie comme moyen diagnostic. Mais la Haute Autorité de Santé rappelle que le dosage de l'HbA1c fournit une mesure moyenne de la glycémie au cours des deux à trois derniers mois et constitue donc un indicateur très sûr du risque de complications liées à l'exposition chronique à des taux élevés de glucose dans le sang.

Nouvelle recommandation

Cependant, récemment, un groupe international d'experts a recommandé l'utilisation du dosage de l'hémoglobine glyquée comme outil pour le diagnostic du diabète (2009). Le chiffre de 6,5 % pour l'HbA1c a été retenu. Ainsi, le diabète serait défini par un taux d'HbA1c égal ou supérieur à 6,5 % à deux reprises.

Il est vraisemblable que les recommandations de l'OMS vont être modifiées à court terme (en 2011 ?) pour adopter cette nouvelle définition. La justification de cette recommandation est fondée sur l'étude et le suivi de 11 092 sujets adultes indemnes, initialement, de diabète ou de maladies cardiovasculaires, durant une période de quatorze ans. Les résultats de ce travail ont montré que l'hémoglobine glyquée est corrélée au risque de diabète de la même manière que la glycémie à jeun, mais qu'elle est plus puissamment corrélée au risque cardiovasculaire et de mortalité générale. Ce qui veut dire que l'HbA1c est mieux représentative du risque cardiovasculaire.

Mon avis

Ce travail confirme, en les quantifiant, les observations cliniques des médecins praticiens et des diabétologues. En attendant de nouvelles directives, j'en profite pour insister sur la vigilance à apporter, pour un diabétique 2, au contrôle de son HbA1c tous les six mois au minimum et pour vous rappeler de faire pratiquer cet examen toujours par le même laboratoire afin de pouvoir comparer des résultats issus d'une même technique.

Le diabète, maladie de l'énergie

J'ai insisté sur le rôle majeur du glucose comme carburant énergétique de la cellule. Signalons que ce carburant est consommé ou plus exactement oxydé dans une sorte de machine-outil cellulaire, la mitochondrie, spécialisée pour « casser » la molécule de glucose et donc en extraire l'énergie. Cette opération implique de nombreux événements auxquels participent plusieurs hormones différentes de l'insuline car elle met en œuvre de nombreux systèmes de régulation situés notamment dans les muscles, dans les cellules adipeuses (graisseuses), dans le foie, dans le tube digestif, dans l'hypothalamus.

Le diabète n'est donc pas la maladie du sucre. Le diabète n'est pas la maladie du seul manque d'insuline. Le couple glucose-insuline est très important mais insuffisant pour décrire et expliquer la complexité du diabète. Insistons donc sur ce constat : le diabète est bien une maladie de l'énergie.

Pas d'énergie, pas de vie

Le diabète est donc une maladie qui touche un organisme dans ce qu'il a de plus essentiel : son énergie. L'organisme va alors se défendre et tout faire pour rétablir une meilleure disponibilité de cette énergie. C'est probablement ce qui explique que la maladie ne se manifeste que tardivement par des symptômes. Tout se passe comme si l'organisme résistait pied à pied pendant plusieurs années pour compenser son manque d'approvisionnement en énergie et pour rétablir une situation voisine de la normale.

Le silence de nos organes

On doit au grand écrivain français Paul Valéry cette belle sentence : « La santé, c'est ce merveilleux silence de nos organes. » Sans doute cela est-il vrai pour les maladies aiguës, mais, concernant le diabète, elle est inapplicable.

En effet, ces tentatives réitérées d'adaptation de notre organisme ont un inconvénient : elles se déroulent à notre insu et sur plusieurs années. Le diabète est pendant très longtemps une maladie purement « métabolique ». Cela veut dire qu'elle se cantonne à l'intérieur de nos cellules, au sein des milliards de réactions chimiques qui constituent le métabolisme de chacune d'entre elles, sans symptômes cliniques perceptibles. De plus, notre organisme y perd ses forces, s'y épuise et ne lutte pas suffisamment pour éviter le délabrement de ses organes.

Autrement dit, tout se passe comme si notre corps tentait de régler ses comptes de façon purement interne sans en référer à l'« agence centrale de renseignements et d'informations » qu'est notre cerveau, cet organe qui est le centre de tous nos systèmes d'alerte, notamment celui de la douleur. Il n'y a pas d'alerte générale comme dans le cas d'une maladie aiguë ! Le diabète, ça ne fait pas mal sauf aux stades avancés des complications graves, c'est-à-dire très tardivement.

Ce caractère insidieux du diabète est son aspect le plus dangereux. Seule la prise en charge volontaire et soutenue de notre diabète nous permet d'arrêter le processus de dégradation qui est à l'œuvre en nous. Sans plus attendre, vous devez entreprendre de lutter contre votre diabète 2.

Le diabète, une pandémie

Dans le monde

Les chiffres de l'épidémie de diabète dans le monde sont impressionnants et alarmants.

En 1985, une évaluation incertaine mais sans doute assez proche de la réalité donnait 30 millions de diabétiques dans le monde.

En 2000, une évaluation plus fine donnait 150 millions.

En 2011, on en compte 300 millions.

En 2020, on en attend 450 à 500 millions, sans doute plus.

Chaque année, 4 millions de décès sont imputables au diabète dans le monde.

Les chiffres, en valeur absolue, sont sans doute très inquiétants, mais la progression vertigineuse de la maladie doit nous alerter bien davantage. L'incidence aura été multipliée par quinze (au moins) en quarante ans. Quelle autre maladie connaît un tel taux de croissance ?

Retenez aussi que le diabète est un fléau contre lequel les forces mobilisées sont très insuffisantes.

En France

En 2011, on compte 3 millions de diabétiques dans notre pays, auxquels il faut ajouter 500 000 personnes diabétiques sans le savoir. Ce groupe représente un peu plus de 5 % de la population.

Malgré les efforts réalisés depuis dix ans dans le diagnostic et la prise en charge, ce chiffre augmente de 5,7 % chaque année.

Incidence variable

Chaque pays n'est pas atteint avec la même incidence. Les pays les plus riches, les plus « civilisés », sont actuellement les plus touchés. Cela est lié en grande partie à la forte diminution de l'activité physique du fait de la mécanisation et à la consommation d'une alimentation industrielle. Ainsi, plus de 10 % des habitants de l'Amérique du Nord (États-Unis et Canada) sont diabétiques. De même pour les très riches pays producteurs de pétrole du golfe Persique (Arabie Saoudite et Émirats arabes) où l'incidence varie de 13 à 19 %.

L'OMS, très préoccupée par cette épidémie, fait un gros effort d'évaluation pour mettre au point des stratégies de diagnostic et de traitement. Voici quelques chiffres qu'elle a publiés en 2009 : Inde : 50,8 millions ; Chine : 43,2 millions ; Russie : 9,6 millions ; Brésil : 7,6 millions ; Allemagne : 7,5 millions ; Pakistan : 7,1 millions ; Indonésie : 7 millions ; Mexique : 6,8 millions. Plusieurs de ces chiffres sont certainement sous-évalués.

Fardeau économique

La FID (Fédération Internationale du Diabète) estime que le diabète mondial coûtera au moins 376 milliards de dollars américains en 2010. D'ici à 2030, ce chiffre devrait dépasser les 490 milliards. Mais il faut remarquer que 80 % de cette somme est affectée aux pays les plus riches qui ne comptent que 30 % des diabétiques du monde. À l'opposé, l'Inde, avec 17 % des diabétiques du monde, consacre moins de 1 % de cette somme pour leurs soins.

Dans les pays développés, le diabète est une très lourde charge, mais dans les pays à faibles revenus, il menace non seulement la santé mais aussi la prospérité. Sans prévention et mesures efficaces, il submergera les systèmes de santé et entravera la croissance économique.

Deux types de diabète

On distingue deux types de diabète, bien que, dans les deux cas, il semble au premier abord que la cause soit commune : la régulation de l'utilisation du glucose est défaillante.

Le diabète de type 1

Il ne touche quasiment que des enfants, des adolescents et des adultes jeunes. Il apparaît sous la forme d'une baisse brutale du taux d'insuline sécrétée par le pancréas suite à une destruction massive des cellules ß du pancréas, qui produisent cette insuline.

Ce diabète nécessite, pour son traitement, des injections quotidiennes d'insuline. Pour cette raison, on l'appelait autrefois « diabète insulinodépendant » (DID). De plus, les sujets atteints présentent fréquemment un amaigrissement important : on parlait donc aussi de « diabète maigre ». La plupart des sujets atteints étant jeunes, on le dénommait également « diabète juvénile ».

Ce diabète de type 1 touche 10 % de tous les diabétiques.

Le diabète de type 2

Il apparaît le plus souvent aux alentours de la cinquantaine (aujourd'hui, il a tendance à s'exprimer dès la quarantaine !) et évolue de façon insidieuse avec baisse progressive de la sécrétion d'insuline par les cellules. Il est traité d'abord par des mesures d'hygiène et de diététique accompagnées plus ou moins rapidement de médicaments. L'insuline n'est utilisée, le plus souvent, qu'après de longues années d'évolution de la maladie. Pour ces raisons, on l'appelait autrefois « diabète non insulinodépendant » (DNID). De plus, un nombre important de sujets atteints présentent un excès de poids ou même une véritable obésité : on parlait donc aussi de « diabète gras ». Enfin, sa survenue chez des adultes après quarante ans le faisait aussi nommer « diabète de la maturité ».

Ce diabète de type 2 touche 90 % de tous les diabétiques.

Bien qu'ils aient en commun leur rapport au glucose et à l'insuline, ces deux diabètes sont deux maladies très différentes.

J'ai choisi dans ce livre de ne m'occuper que du diabète de type 2. J'appellerai « diabète 2 » cette maladie. Et j'appellerai le diabétique atteint de diabète 2, « diabétique 2 ».

2

COMPRENDRE ET ÉVALUER

DEVENIR DIABÉTIQUE 2

Depuis l'Antiquité, les médecins ont remarqué que le diabète était une maladie qui présentait des relations étroites avec les produits sucrés. Ainsi, le mot « diabète » dérive d'une racine grecque διαβειν (diabèin) qui veut dire « laisser passer ». Cela traduit l'observation, faite depuis des siècles, que les urines de ces malades contenaient du sucre en quantité importante, donc que leur organisme laissait passer ce sucre à travers les reins, dans leurs urines.

Au XVIIIe siècle, les médecins faisaient le diagnostic du diabète en goûtant les urines de leurs malades.

Pancréas et insuline

Il fallut attendre la fin du XIXe siècle et le début du XXe pour que les progrès de la physiologie (étude du fonctionnement normal des organes) nous fassent comprendre que le pancréas joue un rôle majeur dans l'apparition de cette maladie, singulièrement par un trouble du fonctionnement d'une très petite partie, d'environ 1 gramme, de cet organe : les îlots de Langerhans.

La découverte et l'isolement, en 1921, de l'insuline, une hormone fabriquée par des cellules très spécialisées, les cellules ß de ces îlots, et la démonstration de son rôle essentiel dans le maintien d'une glycémie normale et de l'apparition du diabète ont été une étape déterminante dans la compréhension de la maladie et ont permis de commencer à traiter cette maladie jusque-là incurable. Ainsi, on apprit peu à peu que l'insuline était une sorte de clé permettant au glucose d'entrer dans chaque cellule.

Durant tout le XXe siècle, l'exploration des mécanismes qui orientaient un organisme vers le diabète s'est donc focalisée autour de l'insuline pour aboutir à définir un état appelé « insulinorésistance » qui semble bien se situer au tout début de la maladie. Cette insulinorésistance apparaît plus facilement dans un certain contexte que l'on a appelé le « syndrome métabolique ».

Début lent et insidieux

Insulinorésistance

Le diabète 2 est déjà là, il n'est qu'un trouble du fonctionnement de vos cellules, vous ne sentez rien pendant des années et pourtant tout votre corps fonctionne mal. Déjà, il gère mal son rapport à l'énergie.

Que peut-on mesurer ? Dans un premier temps, une augmentation suivie d'une diminution de la sécrétion de l'insuline, ce qui a conduit à énoncer ce principe d'insulinorésistance et à l'associer à celui de syndrome métabolique. Ces terminologies témoignent des progrès hésitants dans la compréhension des mécanismes d'apparition du diabète 2. Cependant, un élément est rapidement acquis : les désordres du métabolisme du glucose et des rapports de la cellule à son énergie apparaissent progressivement, de façon insidieuse et insensible. Le diabète 2 est toujours une maladie sournoise qui ne prévient pas. La première étape est sans doute celle de l'insulinorésistance. Cela signifie que la cellule devient progressivement de moins en moins sensible à l'action de l'insuline qui, à l'état normal, sert de « passeur » pour y faire entrer le glucose.

Comment ? Pour exercer son action de passeur, l'insuline doit se fixer sur des récepteurs de la membrane cellulaire. Tout se passe comme si ces récepteurs étaient déformés ou simplement moins aptes à capter l'insuline.

Cette insulinorésistance se traduit au début par une légère augmentation de la glycémie, majorée après les repas, et par une augmentation de l'insulinémie (insuline circulant dans le sang). En effet, la perte de la sensibilité des récepteurs à l'insuline entraîne, de la part des cellules, une demande accrue de cette hormone, ce qui ne résout pas le problème et, par ailleurs, épuise peu à peu les cellules ß du pancréas. Le cycle infernal s'installe, pour des années, à bas bruit. Puis les cellules ß ne peuvent plus répondre à la demande accrue de production d'insuline. La concentration d'insuline dans le sang diminue, la glycémie augmente et vous entrez dans le diabète 2.

Dans l'avenir, il sera probablement possible de doser l'insuline du sang de manière plus courante en laboratoire de ville (ce qui n'est pas le cas aujourd'hui) et de dépister les situations d'insulinorésistance pour tenter de prévenir le passage de cet état vers le diabète 2 constitué.

Syndrome métabolique

Le syndrome métabolique est un ensemble de facteurs repérés comme « environnement » du diabète 2. Ces facteurs semblent prédisposer à l'insulinorésistance. À moins que ce ne soit l'insulinorésistance qui crée peu à peu le syndrome métabolique comme je le propose plus haut ? Retenons qu'ils sont étroitement intriqués.

Ce syndrome regroupe :

– Une obésité androïde, c'est-à-dire un surpoids avec accumulation des graisses au niveau abdominal. Celle-ci est facilement mesurée par le tour de taille qui doit être inférieur à 102 cm chez l'homme et à 88 cm chez la femme.

– Un bilan des graisses du sang perturbé avec un taux élevé de triglycérides et un taux trop bas de HDL cholestérol (celui qui est considéré comme le « bon cholestérol »).

– Des triglycérides > à 1,50 mmol/l sont considérées comme en excès.

– Des HDL < à 1,04 mmol/l chez l'homme (0,40 g/l) et à 1,29 mmol chez la femme (0,50 g/l) sont considérés comme trop bas.

– Une pression artérielle trop élevée, c'est-à-dire ≥ à 130/85, ou un traitement antihypertenseur connu.

– Une glycémie à jeun ≥ 7 mmol/l (1,26 g/l) est considérée comme trop élevée.

On considère que vous êtes atteint d'un syndrome métabolique si au moins trois de ces critères sont présents. Vous êtes alors à haut risque d'accident cardiovasculaire.

Obésité et graisse viscérale

Ce couple à risques constitué d'une insulinorésistance et d'un syndrome métabolique, le plus souvent lié à un excès de poids ou à une obésité, agit notamment par l'effet néfaste de la graisse viscérale. Il fait le lit de la pandémie de diabète 2 qui envahit tous les pays du monde. Il en résulte que toute prévention et toute lutte contre le diabète 2 commencent par un combat contre l'excès de poids et l'obésité.

Mon avis

Si l'une de vos caractéristiques physiques fait partie des critères évoqués ci-dessus, n'hésitez pas à consulter votre médecin. La prescription de la mesure de votre glycémie permettra de lever le doute. En cas de positivité, la prise en charge précoce de votre diabète 2 en ralentira la progression et vous permettra d'éviter les complications majeures.

Régulation du glucose

Nous devons maintenant entrer dans le détail des nombreux mécanismes qui participent à la régulation de la glycémie. Pour cela, de façon simple et sans être exhaustif, nous allons décrire successivement les fonctions du pancréas, du foie, du muscle, du rein, de l'os et des adipocytes (cellules graisseuses).

Le pancréas

Le pancréas est un petit organe abdominal, une glande annexée au tube digestif et située dans la cavité péritonéale (la cavité du ventre) derrière l'estomac, dans la courbe du duodénum, devant et au-dessus des reins. Il mesure de 15 à 20 cm de long pour 4 à 5 cm de haut. Son poids moyen est de 80 g (70 à 100 g), c'est-à-dire de l'ordre du millième du poids de notre corps.

C'est une glande mixte qui présente deux types de groupes cellulaires (tissus), donc deux types de sécrétions : une sécrétion exocrine et une sécrétion endocrine.

La sécrétion dite exocrine provient des cellules dites « acineuses » qui déversent leur production vers l'extérieur dans la première portion de l'intestin grêle (celle située à la suite de l'estomac, nommée duodénum), par le canal de Wirsung. Cette sécrétion est désignée comme étant le suc pancréatique qui participe à la digestion des aliments grâce aux enzymes qu'il contient, dont les principales sont : la trypsine, la chymotrypsine, la carboxypeptidase, la RNase, la DNase.

La sécrétion dite endocrine provient d'un amas de cellules arrondies très vascularisées, qui constituent de petits îlots appelés « îlots de Langerhans ». On dit qu'elle est « endocrine » parce qu'elle se déverse vers l'intérieur, directement dans le sang. Elle contient plusieurs hormones dont les deux principales sont l'insuline et le glucagon, qui sont indispensables à la régulation de la glycémie. Cette partie, essentielle pour la régulation de l'énergie, donc pour le diabète 2, ne représente que 1 à 3 % du volume total de la glande, soit de l'ordre du cent millième du poids du corps.

Le pancréas est donc un organe vital du corps humain dont la partie essentielle pèse moins de 1 g! En effet, son ablation chirurgicale ou accidentelle ainsi que sa destruction par une maladie entraînent inéluctablement la mort.

Notre vie est ainsi conditionnée par un fragment d'organe minuscule, pesant moins de 1 g.

Les îlots de Langerhans

Les cellules endocrines sont regroupées sous forme d'îlots : les îlots de Langerhans ainsi nommés en hommage au biologiste allemand qui les a découverts et décrits le premier. Ces îlots se trouvent au milieu des cellules « acineuses ». Ils sont entourés par de nombreux vaisseaux sanguins qui permettent la distribution des hormones produites dans toutes les cellules du corps. Il existe trois types de cellules dans ces îlots :

– les cellules bêta (ß), qui sont à l'origine de la sécrétion de l'insuline, hormone permettant de faire baisser le taux de sucre dans le sang (hypoglycémiante) ;

– les cellules alpha (α), qui sont à l'origine de la sécrétion du glucagon, hormone permettant de faire remonter le taux de sucre dans le sang (hyperglycémiante) ;

– les cellules delta (δ), qui sont à l'origine de la sécrétion de la somatostatine, hormone qui assure le contrôle local des cellules précédemment citées (alpha et bêta).

L'insuline

L'un des régulateurs très importants pour l'utilisation de glucose par les cellules est une hormone de nature protéique appelée « insuline » et fabriquée par les cellules ß. Son rôle est connu depuis très longtemps (1921), mais on sait aujourd'hui qu'elle n'est pas seule en cause dans l'apparition d'un diabète 2 même si elle y joue un rôle essentiel. En effet, elle permet la pénétration du glucose dans les cellules. Elle joue en quelque sorte le rôle de « passeur » après s'être fixée sur des récepteurs spécialisés situés sur la membrane de nos cellules.

Les récepteurs de l'insuline

Comme nous l'avons vu, l'un des premiers stades de la maladie diabétique dans sa forme insidieuse appelée « diabète 2 » est « l'insulinorésistance », ce qui signifie que ces récepteurs spécialisés deviennent moins performants pour fixerla molécule d'insuline. On verra peu à peu comment cette insulinorésistance entraîne une cascade de réactions qui conduisent au diabète installé.

Le foie

Le foie est un organe majeur, vital pour notre corps. Il est notre usine chimique, un véritable laboratoire. Situé sous le poumon droit et le diaphragme, il mesure 28 cm de long pour 15 cm de profondeur et pèse environ 2 400 g.

Fonctions du foie

Le foie accomplit un nombre impressionnant de régulations chimiques. Parmi celles-ci :

– Il participe aux défenses immunitaires.
– Il assure la synthèse du cholestérol (environ 2 g/jour).
– Il assure la synthèse de nombreuses protéines.
– Il assure la synthèse de certains facteurs de la coagulation.
– Il stocke les vitamines A, D, B12 et le fer.
– Il dégrade de nombreux produits toxiques et participe à la neutralisation et à l'élimination de nombreux médicaments (considérés comme toxiques).
– Concernant notre énergie, il participe à la régulation de la glycémie par l'intermédiaire de la réserve de glycogène qu'il contient. Le glycogène est une longue molécule faite d'un

enchaînement de molécules de glucose. Le glycogène est le système mis au point par l'organisme pour mettre en réserve du glucose.

Foie, glucose et insuline

Lorsque vous mangez, les aliments parviennent dans votre estomac où commence le travail de la digestion notamment grâce à l'acide chlorhydrique concentré (HCl) sécrété dans cet organe. Puis le bol alimentaire passe dans le duodénum, première partie de l'intestin grêle. La bile en provenance de la vésicule biliaire et le suc pancréatique issu du pancréas exocrine sont alors déversés pour continuer le travail de digestion. Les aliments réduits à l'état de bouillie très liquide continuent leur chemin dans l'intestin grêle et c'est à ce niveau que le glucose passe dans le sang de la veine porte.

Dès que le glucose passe dans le sang, en quelques minutes, il atteint le pancréas et stimule la production de l'insuline par les cellules ß. Cette hormone est également déversée dans le sang de la veine porte.

La veine porte, située à l'entrée du foie, est donc un gros vaisseau de collecte du glucose et de l'insuline vers le foie. Il faut insister sur le fait que la totalité du glucose des aliments et la totalité de l'insuline des cellules ß du pancréas se retrouvent dans la veine porte.

Foie, glucose et glycogène

Le foie utilise la moitié de l'insuline produite par les cellules ß pour stocker environ 30 % du glucose en provenance des repas. Cette opération s'appelle la glycogénogenèse. Une petite partie du glucose est utilisée pour l'énergie des cellules du foie. Les restes des molécules de glucose et des molécules d'insuline sont distribués à toutes les cellules de l'organisme pour leurs besoins énergétiques.

De même, pendant l'intervalle des repas et pendant la nuit, le foie libère du glucose dans le sang à partir du glycogène, pour alimenter les cellules du corps en énergie. Mais il faut se rappeler que la réserve de glycogène du foie n'excède pas vingt-quatre heures en cas de jeûne!

Rôle du muscle

Les muscles sont les organes qui relient les pièces osseuses entre elles pour permettre tous les mouvements des segments de notre corps. Un corps humain compte plus de six cent cinquante muscles qui représentent 40 % du poids du corps.

Comme le foie, le muscle avec l'aide de l'insuline stocke les 70 % restants du glucose en provenance des repas sous forme de glycogène qui sera transformé en glucose (glycolyse) au fur et à mesure des besoins propres du muscle. À la différence de celui du foie, ce glycogène n'est pas utilisable par les autres cellules du corps.

En stockant, dans de brefs délais, le glucose en provenance des repas pendant la digestion, foie et muscles sont des régulateurs rapides et très efficaces de la glycémie.

Mais chez nous qui sommes diabétiques 2 et surtout en cas d'obésité et de sédentarité forte, la capacité de stockage dans les muscles peut être perturbée par cette fameuse « insulinorésistance » évoquée plus haut, et la glycémie a alors tendance à s'élever fortement après les repas.

Le bilan

Avant le repas, la glycémie est comprise entre 0,70 et 0,90 g/l.

Pendant le repas, les aliments sont digérés et le glucose passe dans le sang. Le pancréas perçoit l'augmentation de la glycémie et fabrique de l'insuline qu'il déverse dans le sang. Cette insuline participe très activement au stockage du glucose dans le foie et les muscles sous forme de glycogène. Ce glycogène constitue donc une réserve.

Après le repas, la glycémie reste en dessous de 1,4 g/l. Une faible fabrication d'insuline persiste pour permettre l'entrée du glucose dans toutes les cellules du corps. Celles-ci consomment donc le glucose qui se trouve dans le sang. Pour que la glycémie ne descende pas en dessous de 0,70 g/l, le foie, à partir du glycogène, libère du glucose dans le sang et, en cas d'épuisement de cette réserve, fabrique du glucose à partir d'autres molécules du sang (c'est la néoglucogenèse).

Pendant tout ce temps intermédiaire entre les repas, le muscle assure ses besoins énergétiques en consommant sa propre réserve de glycogène.

Rôle du rein

Le rein est très vigilant concernant la composition du sang. Il participe à le débarrasser de nombreux produits toxiques ou simplement en excès. Il a donc une action sur la glycémie qui est potentiellement toxique lorsqu'elle dépasse 1,40 g/l.

Seuil rénal du glucose

Lorsque celle-ci s'élève au-dessus de 1,80 g/l, le glucose passe dans les urines. On parle alors de glycosurie et de seuil rénal du glucose. Parallèlement, plus de la moitié de l'insuline du sang (ce qui représente environ 25 % de l'insuline produite par le pancréas) est inactivée dans le rein.

Ce passage du glucose dans les urines entraîne une augmentation du volume des urines qui est proportionnelle à l'importance de la glycosurie. Plus le glucose passe dans les urines, plus le volume des urines augmente. Ce symptôme s'appelle la polyurie, ce qui se caractérise chez beaucoup de diabétiques 2 par un besoin fréquent d'uriner. C'est même un signe majeur de diabète installé.

Avantages et inconvénients

Si une partie du glucose du sang passe dans les urines, la glycémie baisse. On pourrait donc penser que c'est un avantage pour le diabétique. En fait, c'est plutôt un inconvénient.

En effet, l'élimination d'une partie du glucose représente une perte de l'apport alimentaire, donc une perte énergétique, ce qui peut entraîner, par réaction de l'hypothalamus, une faim précoce et un état de fatigue. Cela peut même déclencher un état d'hypoglycémie en dessous de 0,70 g/l à distance des repas.

Seuil rénal abaissé

Notez que chez certaines personnes non diabétiques le seuil rénal du glucose peut être plus bas que la normale, par exemple de 1,35 g/l. Chez ces sujets, la glycémie reste normale. Mais après les repas, on observe fréquemment la présence de glucose dans les urines. Cela ne témoigne d'aucune maladie. Il s'agit d'une simple particularité physiologique.

Rôle de l'os

L'os est un partenaire inattendu dans cet orchestre des organes. Pourtant, les travaux récents du Pr Gérard Karsenty (2007-2010) ont, une nouvelle fois, bouleversé la compréhension que nous avons de cette étrange maladie qu'est le diabète 2. Avec son équipe, il vient en effet de démontrer que l'os intervient de façon très importante dans la régulation de la glycémie et dans la sécrétion de l'insuline par les cellules ß des îlots de Langerhans du pancréas. C'est une hormone fabriquée par les ostéoclastes, l'ostéocalcine, qui joue le rôle de signal entre l'os et le pancréas.

Ces recherches trop récentes pour que je vous en dévoile tous les aspects ont deux conséquences :

1. Elles posent la question du risque des traitements pour l'ostéoporose qui, en diminuant l'activité des ostéoclastes, pourraient favoriser la survenue de diabètes 2.

2. Elles ouvrent la voie à une nouvelle thérapeutique de régulation de la sécrétion d'insuline par le biais de l'ostéocalcine.

Corps gras et adipocytes

• Bilan lipidique

Lorsque votre médecin vous prescrit une analyse de contrôle, il demande régulièrement un bilan lipidique (EAL = Examen des Anomalies Lipidiques). Cela peut vous paraître étrange puisque je viens de vous expliquer que, dans le diabète 2, les sucres (et notamment le glucose) tiennent une place déterminante.

Mais il faut élargir cette conception étriquée du diabète 2 trop influencée par les premières découvertes (notamment celle de l'insuline) faites au cours des cinquante dernières années. Désormais, la connaissance et la compréhension actuelles des mécanismes de cette maladie font intervenir de nombreux autres participants, notamment les corps gras ou lipides et les cellules qui les stockent et les contrôlent, les adipocytes ou cellules graisseuses.

Rappelez-vous que le diabète 2 est la maladie de l'énergie. Elle représente un trouble du fonctionnement des mécanismes qui assurent la disponibilité de notre énergie soumise au caractère aléatoire des apports alimentaires. Les corps gras sont une source majeure d'énergie et jouent donc, eux aussi, un rôle déterminant dans l'apparition et l'évolution du diabète 2.

• Résultats du bilan

Votre feuille de résultats d'examens sanguins comporte : dosage des triglycérides, du cholestérol total, du cholestérol HDL, calcul du cholestérol LDL, rapport entre HDL et LDL. Les résultats de ces dosages permettent de savoir où vous en êtes concernant le contrôle de votre diabète 2 et aussi concernant votre risque cardiovasculaire.

Chiffres normaux :

Triglycérides : < 1,50 g/l

Cholestérol total : < 2,20 g/l

Cholestérol HDL : > 0,40 g/l chez l'homme, > 0,50 g/l chez la femme.

Cholestérol LDL : < 1,30 g/l

Rapport HDL/LDL : < 5 chez l'homme, < 4 chez la femme.

Tous les chiffres qui sortent de ces limites témoignent de troubles de la régulation énergétique et méritent d'être pris en considération et rapidement corrigés. Vous devez noter que, le plus souvent, des mesures sérieuses d'hygiène de vie et de diététique suffisent à ramener ces paramètres à la normale. J'attire aussi votre attention sur le fait que le cholestérol HDL doit augmenter alors que toutes les autres mesures doivent diminuer.

Notez enfin que vous devez vous abstenir de boire des boissons alcoolisées la veille d'un examen de sang pour bilan lipidique. Celles-ci font monter le taux de triglycérides de façon excessive mais momentanée.

• Les cellules adipeuses

Une population particulière de cellules prend en charge les corps gras de notre organisme : ce sont les cellules adipeuses que l'on appelle aussi adipocytes.

Les adipocytes se forment pendant la vie du fœtus dans le ventre de la mère et se développent rapidement après la naissance. Durant la vie adulte, les adipocytes conservent une forte plasticité. Ainsi, chez les sujets obèses, ils voient leur nombre augmenter comme leur taille.

Les adipocytes peuvent s'observer dans de nombreux endroits du corps mais principalement en position sous-cutanée et autour des viscères abdominaux. Dans cette dernière localisation, ils présentent un facteur de risque important concernant le diabète 2 et les maladies cardiovasculaires.

Les adipocytes ont deux fonctions : une fonction de stockage des graisses et une fonction hormonale dont nous sommes loin d'avoir découvert toute l'importance. Ces deux fonctions sont exposées ci-dessous.

• Graisse brune contre graisse blanche

L'existence de deux types de graisse aux fonctions très différentes est connue depuis longtemps chez les mammifères et notamment chez l'enfant jeune. On les distingue d'abord selon leur apparence, en graisse brune et graisse blanche, mais l'examen microscopique minutieux a permis de mettre en évidence deux types d'adipocytes qui les constituent : adipocytes blancs et adipocytes bruns.

La graisse blanche assure le stockage et les fonctions hormonales évoqués plus haut alors que la graisse brune assure la thermogenèse (production de chaleur). Cette dernière joue ainsi un rôle majeur dans l'hibernation de certains mammifères.

Depuis 2009, la présence de graisse brune (adipocytes bruns) chez l'homme adulte est démontrée. Ces cellules dégagent leur énergie sous forme de chaleur. Cette découverte, désormais confirmée, ouvre des perspectives intéressantes pour la compréhension et le traitement de l'obésité.

• Stockage dans les adipocytes

La cellule adipeuse, ou adipocyte, joue un « rôle carrefour » pour l'utilisation et le stockage de l'énergie du corps. Cette cellule est en effet d'abord spécialisée comme réservoir des nutriments qu'elle transforme en corps gras et qu'elle emmagasine sous cette forme lorsque l'alimentation en apporte trop. Elle a ensuite pour mission de redistribuer ces nutriments énergétiques à l'ensemble des cellules du corps lorsque nous sommes en pénurie alimentaire.

Dans les pays dits « développés », il n'y a pas ou peu de pénurie alimentaire et, dans les pays en voie de développement, il y en a, heureusement, de moins en moins. De plus en plus d'êtres d'humains ont de quoi manger quotidiennement à leur faim et ils ne s'en privent pas. Ils mangent même toujours trop et, surtout, mal. La fonction de redistribution des adipocytes devient donc inutile. Nos cellules graisseuses ne font plus que stocker les corps gras et chacune d'entre elles grossit parfois dans des proportions extraordinaires. Elle peut ainsi multiplier son diamètre par vingt et son volume par plusieurs milliers de fois. Chaque adipocyte devient obèse au sens littéral du terme ! On doit nos bourrelets inesthétiques et notre gros ventre à cette situation et l'on sait trop combien il est difficile de perdre de la graisse (donc du poids) dans ces conditions.

• Du glucose aux triglycérides

Lorsque nous mangeons trop, notre système digestif libère dans notre sang trop de molécules de glucose pour nos besoins énergétiques réels. Il y a excès de carburant !

Notre organisme, qui est économe de son énergie, a donc sélectionné au cours de centaines de milliers d'années de l'Évolution un système de récupération de ces molécules en excès. C'est la cellule adipeuse qui a la charge de capter celles-ci, de les transformer en une molécule de lipides appelées « triglycérides » et de les mettre en réserve dans de petites vésicules (de petits sacs) comme on met des sacs de blé dans un grenier. L'insuline intervient de nouveau à ce niveau pour faire entrer les molécules de glucose dans les cellules adipeuses.

• Excès de poids et obésité

Un individu de poids normal possède 10 à 25 % de masse grasse et 35 milliards d'adipocytes. Excès de poids et obésité caractérisent donc l'augmentation du nombre et de la taille de ces adipocytes dans des proportions qui ne semblent pas avoir de limites ! Ces énormes adipocytes ont un métabolisme très perturbé, ce qui bouleverse la régulation énergétique qu'ils assurent par les hormones qu'ils sécrètent. C'est une des raisons qui justifient de placer l'obésité comme facteur de risque pour le diabète 2.

• Fonctions hormonales des adipocytes

L'adipocyte n'est pas qu'un « magasin à graisse » un peu passif. On sait depuis quelques années qu'il a d'autres fonctions très actives : il fabrique et sécrète des hormones, notamment la leptine, dont les rôles encore mal connus prennent chaque année plus d'importance. Le tissu graisseux est donc un organe endocrine !

Les hormones sécrétées par les adipocytes sont appelées « adipocytokines » ou plus simplement « adipokines ». Passons-les en revue pour en dégager les fonctions les mieux connues.

• La leptine

La leptine est la première adipokine mise en évidence. Elle est sécrétée dans le sang et distribuée à l'ensemble du corps pour agir sur des récepteurs cellulaires principalement au niveau de l'hypothalamus situé à la base du cerveau qui contrôle l'appétit et apparaît ainsi impliqué dans la régulation de l'énergie.

Son premier rôle est donc d'être un facteur de satiété, c'est pourquoi on l'appelle parfois « hormone de la faim ». Elle informe le cerveau qu'il faut couper l'appétit parce que les réserves de graisses sont suffisantes. Mais elle a d'autres rôles importants : elle diminue la sécrétion d'insuline, elle diminue la production de glucose par le foie, elle ralentit l'utilisation du glucose par le muscle et elle augmente la thermogenèse. Elle joue donc un rôle majeur dans la régulation de l'énergie.

• L'adiponectine

Autre adipokine, l'adiponectine est fortement impliquée dans la protection contre l'insulinorésistance, l'inflammation chronique du diabète 2 mais aussi contre l'athéromatose qui en est une des complications. Elle potentialise les effets de l'insuline au niveau du foie et du muscle. Elle ne semble pas impliquée (à l'inverse de la leptine) dans la prise alimentaire.

Elle est nécessaire à l'équilibre énergétique, mais elle voit sa concentration sanguine chuter avec l'excès de poids, l'obésité et l'installation du diabète 2.

Les remèdes de la famille des glitazones augmentent la concentration sanguine d'adiponectine.

• Deux adipokines pro-inflammatoires

L'adipocyte produit aussi deux adipokines, le TNF (Tumor Necrosis Factor alpha) et l'IL-6 (interleukine-6), qui créent de l'inflammation à distance du tissu adipeux et d'autant plus que le sujet est obèse. Ces deux hormones ont des effets antagonistes de ceux de l'adiponectine.

De nombreux travaux récents s'intéressent de très près au rôle de l'inflammation chronique dans le maintien de la maladie diabétique 2 avec l'espoir de trouver des remèdes capables de guérir cette maladie.

• L'adipocyte en bref

En résumé, l'adipocyte est une cellule endocrine complexe qui assure le stockage et la mobilisation des graisses tout en régulant par ses hormones la combustion périphérique des molécules énergétiques et leur équilibre selon les moments de la vie. Il envoie ainsi de nombreux signaux vers les milliards de cellules de notre corps pour leur permettre de gérer des situations aussi diverses que le jeûne ou l'abondance, le stress ou l'infection.

Beaucoup d'autres hormones

Toutes les hormones citées ci-dessous et dont le rôle est brièvement exposé interviennent dans le métabolisme énergétique de notre corps, donc dans la régulation de la glycémie. Certaines d'entre elles ouvriront peut-être de nouvelles voies thérapeutiques.

• Le glucagon

Le glucagon est sécrété par les cellules ß des îlots de Langerhans du pancréas. Son action est opposée à celle de l'insuline : il mobilise les sucres de réserve en déclenchant la fabrication du glucose à partir des réserves du foie (glycogène) et du tissu graisseux (triglycérides). Son action provoque alors une hyperglycémie qui, aussitôt, stimule la sécrétion d'insuline. On l'utilise pour traiter le coma hypoglycémique.

• La leptine

La leptine a été décrite page 50 avec les adipocytes.

• L'apeline

L'apeline est une hormone peptidique (une petite protéine) sécrétée par les cellules graisseuses mais aussi par les cellules du rein, du cœur et du système nerveux. L'apeline stimule l'utilisation du glucose par le muscle et le tissu graisseux. Cependant, elle est sans effet sur le foie et beaucoup moins efficace que l'insuline pour régler la glycémie. Néanmoins, chez la souris, elle est efficace pour lutter contre la résistance à l'insuline car elle agit sur des récepteurs cellulaires différents de celle-ci. Des essais pour confirmation chez l'homme sont en cours. Les premiers résultats positifs laissent espérer l'utilisation de l'apeline comme nouveau traitement du diabète 2.

• La ghréline

La ghréline est une hormone qui stimule l'appétit. Son taux augmente avant les repas et diminue après. Elle augmente beaucoup pendant le jeûne. Elle est considérée comme antagoniste de la leptine. Elle est produite et sécrétée surtout par les cellules P/D1 du fundus de l'estomac humain.

• L'adiponectine

L'adiponectine a été décrite page 50 avec les adipocytes.

• La somatostatine

La somatostatine est encore une hormone peptidique, sécrétée non seulement par les cellules de l'hypothalamus mais également par les cellules δ de l'estomac, de l'intestin et du pancréas. Elle se lie aux récepteurs de la somastostatine. Elle a uniquement des actions inhibitrices, dont celles qui nous intéressent spécialement sont : inhibition du largage des hormones gastro-intestinales, ralentissement de la vidange gastrique, inhibition du largage de l'insuline et du glucagon, suppression de la sécrétion exocrine du pancréas.

• L'amyline

L'amyline est un petit peptide fabriqué et sécrété par les cellules ß du pancréas en même temps que l'insuline. Les sulfamides hypoglycémiants stimulent à la fois la sécrétion d'insuline et d'amyline. Cette hormone inhibe la sécrétion du glucagon mais aussi l'action de l'insuline en favorisant la dégradation du glycogène par le foie, retarde la vidange gastrique, réduit la sensation de faim. Tous ses effets sur le métabolisme du glucose ne sont pas élucidés.

Elle joue aussi un rôle important dans l'ostéoporose (*cf.* « Le rôle de l'os », p. 43) car elle stimule les ostéoblastes (les cellules qui renouvellent la masse osseuse) et ralentit les ostéoclastes (les cellules qui détruisent la matière osseuse).

• L'entérostatine

L'entérostatine est une hormone peptidique sécrétée dans l'intestin grêle, dans l'estomac et dans certaines parties du cerveau. Elle est anorexigène, c'est-à-dire qu'elle réduit la prise alimentaire en particulier pour les graisses.

• La cholécystokinine (CCK)

La cholécystokinine est une hormone peptidique sécrétée par l'estomac lors des prises alimentaires de corps gras. Elle provoque une impression de satiété qui conduit à un arrêt de la prise alimentaire par informations transmises au cerveau. Elle entraîne des contractions de la vésicule biliaire. Elle a aussi un effet anxiogène.

• La résistine

La résistine est une hormone peptidique qui doit son nom au fait qu'elle semble impliquée dans la résistance à l'insuline chez la souris. Chez celle-ci, elle est sécrétée par les cellules adipeuses alors que chez l'homme elle est produite par les macrophages et la moelle osseuse. Chez l'homme, elle ne serait pas en cause dans l'insulinorésistance, mais elle serait un marqueur d'inflammation.

Une journée du glucose

Après les descriptions des rôles multiples des différents organes et des différentes hormones dans la gestion du glucose comme source majoritaire d'énergie pour toutes les cellules de l'organisme, il importe de faire une brève synthèse de toutes ces données en regroupant l'aventure de la « molécule glucose » au cours des vingt-quatre heures. Ce résumé reprend certaines données précédentes, mais les mécanismes du diabète sont suffisamment complexes et intriqués pour que l'on insiste un peu, quitte à se répéter.

Trois notions capitales

1. Le glucose ne doit pas séjourner dans le sang.
2. En cas de persistance du glucose dans le sang (hyperglycémie), les vaisseaux sanguins, notamment les artères, s'encrassent (athérome).
3. L'insuline arbitre la distribution du glucose dans les cellules en collaborant avec beaucoup d'autres hormones.

Au moment du repas

Des sucres arrivent par l'alimentation dans notre tube digestif. Soumis aux mécanismes de la digestion, ils libèrent du glucose qui est assimilé dans notre sang où le taux de ce sucre augmente rapidement, ce qui provoque aussitôt une sécrétion d'insuline par les cellules ß des îlots de Langerhans du pancréas.

Le glucose n'a pas pour mission de rester dans le sang.

Ce glucose est alors distribué par nos vaisseaux sanguins à toutes les cellules de notre organisme pour leurs besoins énergétiques. Mais il se trouve rapidement en excès et cela le rend toxique pour nos artères. Cet excès est donc stocké, grâce à l'action de l'insuline, dans nos cellules du foie et des muscles sous forme de glycogène et dans nos cellules adipeuses sous forme de triglycérides. Les concentrations en glucose et en insuline baissent alors rapidement.

Entre les repas

Nos cellules ont toujours besoin de glucose pour leur énergie. Pour les alimenter, du glucose est relargué dans le sang à partir du glycogène du foie. L'utilisation de ce glucose est assurée par une faible sécrétion d'insuline.

Le cycle reprend au repas suivant.

En cas de gros efforts

La réserve de glycogène du foie est faible : elle ne permet d'assurer que vingt-quatre heures de dépenses énergétiques. Les réserves des muscles sont également consommées rapidement. Après vingt-quatre heures sans nourriture, notre corps utilise alors ses réserves de graisses (triglycérides) qu'il transforme en glucose pour nos cellules.

Glucose et calcaire !

Une image empruntée à la plomberie permettra de mieux visualiser le rôle néfaste du glucose dans le sang. Le glucose circulant dans les vaisseaux sanguins peut être comparé au calcium circulant dans les canalisations d'eau potable. Le calcium en excès précipite sous forme de dépôts de calcaire qui encrassent les tuyaux. De même, le glucose en excès contribue à la formation de dépôts d'athérome qui obstruent nos artères et lèsent nos organes.

Si l'on veut pousser la comparaison, les résines échangeuses d'ions des adoucisseurs d'eau jouent le rôle de l'insuline et des autres hormones associées à son action : chacune à sa manière, elles « éliminent » le produit « toxique » du circuit.

La gestion de l'énergie

Tous ces mécanismes participent à la gestion de notre énergie. Il s'agit là de caractéristiques essentielles du vivant dont nous ne connaissons encore que des bribes. Les nouvelles avancées de la recherche permettront certainement d'en éclairer les zones obscures et d'en traiter les troubles du fonctionnement. Mais, parvenu à ce niveau de compréhension du diabète 2 comme maladie de l'énergie, il est intéressant de proposer une hypothèse qui commence à émerger concernant la « signification » de cette étrange maladie chronique.

En effet, pendant les années qui précèdent son diagnostic, je vous ai expliqué que l'on observe une insulinorésistance des cellules, ce qui correspond à une limitation de la pénétration des molécules de glucose dans les cellules et singulièrement dans les adipocytes qui ont pour mission de stocker le sucre absorbé en excès.

Pourquoi cette limitation ?

Cette limitation est peut-être une tentative de notre corps pour empêcher notre réserve graisseuse de grossir à l'infini. En effet, je vous ai signalé qu'un adipocyte pouvait multiplier son volume par mille ! Cette capacité est extraordinaire. Aucune autre cellule ne peut réaliser un tel exploit. Mais il en résulte la possibilité d'augmenter le poids du corps de façon insupportable pour en arriver à l'obésité majeure. Ainsi, l'insulinorésistance est peut-être un moyen détourné pour limiter notre stockage de graisse. Pour corroborer cette hypothèse, on observe fréquemment que chez les obèses majeurs (150 ou 200 kilos) il n'y a pas d'insulinorésistance ! Par ailleurs, le fait que la perte de poids entraîne immédiatement une amélioration du contrôle de la glycémie est également un argument fort pour poursuivre les recherches dans cette voie.

Paradoxalement, le diabète 2 serait-il un système de contrôle physiologique qui, lorsqu'il perdure, se transforme en maladie chronique ?

Les facteurs de risques

Insistons de nouveau sur ce constat : le sujet diabétique 2 reste longtemps asymptomatique, ce qui retarde souvent considérablement le moment du diagnostic et prédispose aux complications.

Mais ce sujet présente souvent des facteurs de risque qui permettent d'attirer l'attention du médecin (ou du sujet lui-même s'il est convenablement informé) et incitent au dépistage. Il faut alors se livrer à une enquête minutieuse qui demande d'y consacrer du temps et doit aboutir, en cas du moindre doute, à la prescription de la mesure de la glycémie, examen peu coûteux qui permet d'en avoir le cœur net.

Nous retiendrons les cinq principaux facteurs de risque suivants : l'excès de poids ou l'obésité, la sédentarité, l'hérédité, le tabagisme et le stress souvent associé à la dépression.

Les deux premiers facteurs de risques souvent associés au « syndrome métabolique » représentent en quelque sorte un état de prédiabète. Toutes les personnes qui les cumulent ne feront pas un diabète 2, mais la probabilité pour qu'elles deviennent diabétiques 2 est très grande. Surveillez donc ces paramètres avec la plus grande attention.

Sédentarité

La sédentarité est devenue progressivement, au cours des dernières centaines d'années, le mode de vie de l'humanité. Ce changement radical succède à des centaines de millénaires d'activité physique intense.

Sédentarité est synonyme de diminution de l'activité physique. L'homme d'aujourd'hui, dès qu'il a un travail stable, cumule habitations confortables, déplacements motorisés, conditions de travail beaucoup moins pénibles qu'il y a cinquante ans, loisirs peu actifs et alimentation trop calorique (apport de trop d'aliments énergétiques pour la dépense physique réelle) et qualitativement mal équilibrée (manque de micronutriments).

Pourtant, sa génétique et les besoins de son organisme n'ont pas suffisamment changé depuis les origines de l'homme moderne (plusieurs centaines de milliers d'années) pour justifier une telle modification des comportements. Le mode de vie de l'homme de 2011 est en contradiction avec ses besoins réels et son organisme le lui fait savoir en développant des maladies chroniques qui sont des tentatives d'adaptation à cette situation. Le diabète 2 est certainement un des moyens qu'a notre corps de répondre à cette erreur qu'est la sédentarité.

En France, deux habitants sur trois sont sédentaires.

Cela signifie qu'ils font moins de trente minutes de marche trois fois par semaine. Entre la voiture, les ascenseurs, les transports en commun et les mille commodités de la vie quotidienne, leur corps, qui est fait pour marcher, courir, grimper, lutter, en un mot « s'activer », est au repos durant la majorité du temps actif.

On observe, de plus, un curieux renversement de situation. La sédentarité gagne la campagne car les choses ont bien changé en un siècle de progrès scientifique et technique, et en même temps, du fait de la complexité de la vie citadine, les employés des villes sont souvent soumis à un regain (relatif) d'exercice physique.

L'ouvrier agricole, traditionnellement dévolu aux travaux très physiques et très pénibles, a vu son dur labeur aménagé grâce à l'invention des machines agricoles. L'apparition de voitures à bas prix lui a permis de se déplacer sans effort, mais cet engin a remplacé la bicyclette ou la marche à pied pour aller faire ses courses au village.

Les citadins, malgré les facilités mises à leur disposition, commencent à réapprendre à marcher, à réinvestir les parcs et les espaces verts. De plus, ils sont relativement souvent confrontés à des situations de grève ou de dysfonctionnement des transports en commun qui leur imposent de se déplacer à pied ou à vélo, la voiture, dans ces situations, étant inutilisable du fait des encombrements occasionnés.

Il ne s'agit pas de remettre en cause les inventions techniques ni le droit de grève (!) mais simplement d'insister sur une vraie régulation nécessaire de notre activité physique. La lutte contre cette sédentarité est en effet un élément fondamental dans la prise en charge du diabète 2. C'est une véritable prescription médicale et il est même recommandé aux praticiens de l'inscrire sur une ordonnance à part des autres prescriptions, notamment médicamenteuses, pour insister sur sa nécessité.

Un diabétique 2 doit s'efforcer d'augmenter son activité physique par tous les moyens. Vous devez, symboliquement, « jeter vos charentaises » et retrouver l'esprit de vos lointains ancêtres qui passaient le plus clair de leur temps à chasser.

Vous devez bouger, bouger, bouger !

Excès de poids et obésité

L'obésité est une « épidémie mondiale » qui progresse presque à la même vitesse que celle du diabète et il est bien démontré que l'obésité favorise l'apparition du diabète 2. L'obésité est un des symptômes majeurs du « syndrome métabolique » évoqué plus haut. Faire régresser l'obésité, c'est faire régresser le diabète 2.

Les changements de mode de vie dans le sens d'une moindre dépense physique et l'amélioration, sans doute insuffisante, mais certaine, de la disponibilité des ressources alimentaires ainsi que leur mauvaise utilisation, ont créé les conditions, depuis un siècle, de l'apparition et du développement vertigineux de cette épidémie d'obésité.

Une grande « tolérance » entoure cette épidémie. Pourtant, il est impossible de lui trouver un seul aspect positif. Je ne fais donc pas partie de ceux qui prônent l'acceptation de l'obésité comme un état particulier qui devrait être laissé au choix de chacun. Je crois, au contraire, qu'il faut aider tous les obèses à quitter ce statut éprouvant qui les conduit inéluctablement à des complications pathologiques.

L'obésité est toujours dangereuse pour la santé. Il faut cependant ajouter que personne ne doit maigrir « à tout prix ». J'insisterai plus loin sur la nocivité des nombreux régimes sans aucun fondement scientifique qui ne donnent que des résultats immédiats au prix d'une reprise de poids plus importante à moyen et long terme. Perdre du poids est une épreuve longue et difficile qui réclame souvent de l'aide sur le plan psychologique et implique un changement profond du comportement.

Chiffres alarmants en France

En France, en novembre 2009, à peine la moitié des 45 millions d'adultes pouvaient être considérés comme ayant un poids normal ! Traduit autrement, cela veut dire que plus de 20 millions de Français sont en surpoids ou obèses !

On compte en effet 6,5 millions de personnes obèses (14,5 %) et 14,3 millions de personnes en surpoids (31,9 %).

Plus inquiétante est la progression sur une durée de douze ans, entre 1997 et 2009. Concernant les obèses, le pourcentage est passé de 8,5 à 14,5 %, ce qui équivaut à un quasi-doublement !

Il faut enfin noter que la prévalence de l'obésité atteint un pic pour les personnes âgées de 55 à 64 ans. Cela signifie que l'on observe le plus grand nombre d'obèses, en pourcentage, dans cette tranche d'âge. C'est la tranche d'âge dans laquelle on diagnostique souvent le diabète 2 !

Un point positif

Les autorités sanitaires françaises, qui s'alarment à juste titre de cette progression, viennent cependant de marquer un point très positif. Grâce aux efforts accomplis dans le domaine de l'information sur l'alimentation, le pourcentage d'enfants obèses ou en excès de poids a diminué au dernier recensement. Mais ce n'est qu'un début et il faudra plusieurs dizaines d'années pour espérer obtenir une baisse importante de la surcharge pondérale chez les adultes.

Dans le monde

La situation est pire ailleurs, ce qui ne doit pas nous consoler ! Aux États-Unis, 33 % des adultes sont obèses et également 25 % des enfants. En Angleterre, 30 % des adultes sont obèses.

Cette épidémie gagne tous les pays en voie de développement.

L'indice de masse corporelle

L'indice de masse corporelle (IMC) est un moyen très simple d'évaluer si le poids d'un sujet est normal. Il se calcule facilement en divisant le poids exprimé en kilogrammes par le carré de la taille exprimée en mètre. Le carré veut dire la taille multipliée par elle-même. Le résultat donne un chiffre exprimé en kilogrammes par mètre carré : kg/m^2.

L'IMC s'exprime donc par une fraction : IMC = poids (kg)/taille (m^2). Exemple : pour une personne qui mesure 1,64 m et pèse 78 kg, l'IMC est :

$78/1{,}64^2 = 78/(1{,}64 \times 1{,}64) = 78/2{,}69 = 29\ kg/m^2$.

Selon la valeur de l'IMC, on établit une classification :

– IMC inférieur à 18,5 : insuffisance du poids.
– IMC compris entre 19 et 24,9 : poids normal.
– IMC compris entre 25 et 29,9 : surpoids modéré.
– IMC compris entre 30 et 39,9 : surpoids net.
– IMC supérieur à 40 : surpoids très important, obésité.

Mon avis

Un IMC égal ou supérieur à 30 à partir de l'âge de 45 ans devrait déclencher une consultation longue avec interrogatoire approfondi, examen physique complet et prescription d'une mesure de la glycémie. Une telle mesure permettrait de détecter beaucoup de diabétiques 2 qui s'ignorent et éviterait bon nombre de diagnostics au stade tardif des complications. La mesure du tour de taille, encore plus simple à effectuer, est également considérée comme très efficace pour dépister les sujets à risque de diabète 2.

Le tour de taille

Comment pratiquer cette mesure ? De façon élémentaire, en moins d'une minute à l'aide d'un simple mètre à ruban de couturière.

La mesure est celle du plus petit périmètre entre le nombril et les dernières côtes. Cela correspond à peu près à la position de la ceinture du pantalon chez l'homme, mais cela dépend aussi un peu du degré d'embonpoint. Quoi qu'il en soit, le plus souvent la mesure est sans ambiguïté et permet d'évaluer les risques.

Étude canadienne

Selon une étude récente (2006) dirigée par le Dr Steve Haffner de la chaire de recherche sur l'obésité de l'université Laval au Québec et qui a porté sur 168 159 patients répartis dans 63 pays, il ressort que la mesure du tour de taille est une meilleure indication (plus précise) que l'IMC pour dépister les risques de diabète 2 et de maladies cardiovasculaires. D'après cette enquête :

– Un tour de taille supérieur à 80 cm chez la femme et à 94 cm chez l'homme correspond à un embonpoint abdominal.

– Un tour de taille supérieur à 88 cm chez la femme et à 102 cm chez l'homme correspond à une obésité abdominale.

Dans ce dernier cas, les risques pour la santé sont considérés comme très élevés avec, comme premières possibilités, le diabète 2 et les maladies cardiovasculaires.

Mon avis

Sans devenir obsessionnel de la taille de votre ventre, je vous conseille de faire cette mesure tous les mois et d'en tenir un petit registre dans un carnet. Cela vous permettra de constater très vite les résultats de vos efforts en matière d'exercices physiques et d'adaptation de votre alimentation. Cela vous restimulera en cas de stagnation ou de recul.

Hérédité

Le diabète 2 présente des caractères héréditaires, mais tout n'est pas héréditaire dans le diabète 2.

Le problème est complexe et nous n'avons pas encore une vue d'ensemble globale de tous les gènes impliqués dans l'hérédité de cette maladie. La recherche progresse avec le développement de la génétique moléculaire. Sans doute pourrons-nous dans quelques années, à l'aide d'une étude du génome individuel, prévenir les jeunes adultes porteurs du risque pour qu'ils adaptent leur mode de vie et leur alimentation afin de repousser l'apparition du diabète 2 ou même de la neutraliser. En attendant, il est toujours possible de faire la liste des diabétiques connus dans sa famille en cherchant d'abord du côté des parents, des grands-parents et des collatéraux directs, oncles, tantes, neveux, nièces, cousins germains. Les services hospitaliers spécialisés en diabétologie vous renseigneront alors sur vos risques.

Déjà, vous pouvez retenir un chiffre bien confirmé : la présence d'un ascendant direct diabétique 2, parent ou grand-parent, prédispose 30 % de la fratrie au même diabète.

Le gène d'épargne

Il faut revenir un instant sur la génétique, qui nous permet aujourd'hui de mieux comprendre et d'émettre des hypothèses qui ouvrent sur des voies thérapeutiques.

On peut se poser les questions suivantes : existe-t-il vraiment des gènes qui contribuent à prédisposer certaines personnes à devenir obèses et à déclencher un diabète 2 ? Pourquoi ces gènes auraient-ils été sélectionnés au cours de l'histoire de l'humanité ?

La première réponse à ces questions est apportée en 1962 par un généticien américain, James Neel (1915-2000), qui introduit la notion de « gènes d'épargne ». Pour expliquer la forte poussée des cas d'obésité et de diabète 2 chez les Amérindiens des États-Unis (notamment des Indiens Pimas, *cf.* ci-dessous), il propose l'existence de gènes d'épargne qui joueraient un rôle déterminant dans cette évolution. Il explique alors que les ancêtres de ces Indiens et les Indiens Pimas eux-mêmes, jusqu'à l'arrivée des Européens venus coloniser et s'accaparer leur terre, avaient une activité principale de cueilleurs-chasseurs depuis des milliers d'années.

Durant cette longue période de leur histoire, les ressources alimentaires étaient relativement faibles ou tout au moins aléatoires. On peut alors considérer comme vraisemblable que le mécanisme de l'évolution ait sélectionné les individus dotés de gènes « économes », c'est-à-dire assez performants pour absorber, stocker, utiliser au mieux (et même favoriser la satiété) les nutriments. Ces mêmes gènes appelés à fonctionner aujourd'hui alors que la nourriture est plus abondante et très différente contribueraient à favoriser la surcharge pondérale, à perturber la régulation du métabolisme énergétique et à déclencher l'apparition du diabète 2.

Cette hypothèse est séduisante, mais elle ne correspond pas complètement à la réalité des faits. La pandémie de diabète est en effet survenue très rapidement, en une trentaine d'années, et il y a maintenant cinq mille ans que la plupart des populations du monde ne sont plus cueilleurs-chasseurs mais cultivateurs et éleveurs, ce qui a introduit des changements considérables dans leur alimentation. Le diabète repéré depuis des milliers d'années ne semble pas avoir provoqué une épidémie identique à celle que nous connaissons aujourd'hui. L'actuelle pandémie est certainement aussi à rapprocher d'une augmentation considérable de la consommation d'aliments trop raffinés, trop riches en sucres rapides et en graisses.

Pour ces raisons, James Neel lui-même a remis en question cette théorie des gènes d'épargne, concédant qu'il y avait sans doute plusieurs facteurs associés.

L'île de Nauru et les Indiens Pimas

L'histoire de ces deux populations très étudiées par les diabétologues est exemplaire et mérite d'être brièvement résumée pour illustrer cette interrogation concernant les facteurs génétiques à l'œuvre dans le déterminisme du diabète 2.

* En Micronésie, dans l'océan Pacifique, les cinq mille habitants de l'île de Nauru vivaient de façon traditionnelle

en tirant leurs ressources alimentaires essentiellement de la pêche et d'une agriculture de subsistance. Colonisés par les Anglais, puis par les Australiens et les Néo-Zélandais venus exploiter dans les années 1930-1950 les milliers de tonnes de guano très concentré en phosphates et déposé depuis des millénaires par les oiseaux de mer, les indigènes ont proclamé leur indépendance en 1968. Ils ont constitué la plus petite république du monde et sont devenus « riches » grâce aux redevances payées par les sociétés industrielles. Ils ont alors cessé leurs activités traditionnelles et se sont alimentés au supermarché installé par les étrangers. Ils ont donc acheté en abondance tous les produits raffinés, sucrés et gras, produits par la civilisation ! Le résultat ne s'est pas fait attendre : en quelques années tous les habitants sont devenus obèses et le diabète 2 s'est développé à grande vitesse. En 1973, deux tiers de la population de la tranche d'âge 55 à 64 ans étaient diabétiques. L'épuisement des ressources minières et une gestion déplorable des ressources par un État irresponsable ont entraîné la quasi-faillite de ce petit pays. Aujourd'hui, il tente de survivre après des péripéties rocambolesques (blanchiment d'argent de la drogue, vente de cartes de nationalité, création d'une compagnie d'aviation !) et surtout de soigner ses très nombreux diabétiques 2 en revenant à une vie plus traditionnelle et donc plus saine.

* Dans le désert d'Arizona aux États-Unis vivent les tribus d'Indiens Pimas installés là depuis au moins deux mille ans. Dans cette région aride, ils ont su développer habilement des fermes de culture en créant un réseau d'irrigation très performant. Au début du XXe siècle, ces autochtones ne connaissaient pas le diabète. Mais l'arrivée des colons européens a détruit l'équilibre alimentaire de subsistance installé depuis des centaines d'années. Les nouveaux conquérants ont volé l'eau de leurs rivières et de leurs canaux. Ils sont alors devenus progressivement dépendants des aides de l'État américain et ont été « contaminés » par le type d'alimentation

industrialisée à base de hamburgers, de frites et de sodas sucrés. Très rapidement, une majorité d'entre eux ont été en surpoids et par la suite ont développé un diabète 2. Depuis bientôt soixante ans, un centre d'étude épidémiologique à Phoenix (Arizona) suit cette population sur le plan sanitaire. En l'an 2000, plus de la moitié de la population âgée de plus de 35 ans avait un diabète 2 et plus de 75 % de cette même tranche d'âge était en surpoids ou obèse.

Mon avis

Cette question des marqueurs génétiques du diabète 2 me passionne et je la place au centre de mes réflexions sur cette étrange maladie. En effet, certains chercheurs en génétique moléculaire pensent que les trois quarts de nos gènes seraient utilisés pour la régulation de notre énergie cellulaire. Je n'ai pas les moyens de vérifier cette information, mais un tel chiffre avancé par des personnes qui travaillent au quotidien sur ce sujet montre, pour le moins, l'importance majeure de « l'organisation de notre énergie » pour notre survie.

Comme je l'ai dit dans un chapitre précédent, le diabète est bien la maladie de l'énergie et nous avons vu le nombre impressionnant d'hormones participant à la gestion de cette énergie. Le diabète 2 dans sa complexité est très loin du schéma simple découvert il y a une centaine d'années : trop de sucre, pas assez d'insuline !

D'ailleurs, certains secteurs de la recherche s'appliquent à identifier des gènes régulateurs chez des personnes maigres ou qui ne peuvent pas grossir. L'idée est de découvrir le fonctionnement de ces gènes et de trouver des remèdes pour les stimuler ou les contrôler chez les personnes qui ont tendance à devenir obèses et diabétiques 2. Il faut croire en l'avenir de ces recherches.

Tabagisme

Le tabac est apparu récemment comme facteur de risque dans le diabète 2. On pouvait s'y attendre dans la mesure où le tabagisme est depuis longtemps connu comme faisant le lit de l'athérosclérose. Le diabète 2, pour sa part, s'attaquant à tout le système artériel, il ne faut pas être grand clerc pour imaginer la complémentarité pathogène !

De fait, les chiffres rapportés par l'équipe suisse du Pr Carole Willi de l'université de Lausanne montrent bien ce lien à partir d'une méta-analyse regroupant vingt-cinq publications sur le sujet.

Le risque pour un fumeur moyen de développer un diabète 2 est supérieur de 44 % au risque d'un non-fumeur. Il atteint 61 % chez un fumeur de plus de vingt cigarettes par jour.

Selon les auteurs, la fumée de tabac provoquerait l'apparition d'une résistance à l'insuline. De plus, ils constatent que l'hygiène de vie des fumeurs est moins bonne que celle des non-fumeurs : ils sont plus sédentaires, mangent plus de gras et plus sucré et consomment plus d'alcool.

On peut enfin mesurer que la fumée de tabac fait monter le dosage de l'HbA1c, augmente les besoins en insuline en réduisant ses effets, augmente le risque d'athérosclérose, donc celui de rétinopathie et de néphropathie.

Stress et dépression

Selon les statistiques, il y a plus de personnes déprimées et de sujets stressés chez les diabétiques 2 que dans la population normale. C'est peut-être un facteur favorisant le diabète 2 mais ce peut être aussi, à l'inverse, une conséquence de ce dur combat que mène notre organisme pour mettre de l'ordre dans la gestion de son énergie. En effet, cette lutte elle-même en consomme une grande quantité, qui n'est plus disponible pour la vie relationnelle!

Mon avis

Stress, dépression, diabète 2 sont tellement intriqués qu'il n'est pas facile de distinguer les causes des effets.

Le stress favorise un grand nombre de pathologies et il serait étonnant qu'il ne favorise pas le diabète 2 surtout chez des sujets génétiquement prédisposés. Le stress favorise une alimentation défectueuse qui elle-même fait le lit de la prise de poids qui, à bas bruit, prédispose au diabète 2.

Concernant l'état dépressif, on peut considérer qu'il est surtout un facteur de risque d'aggravation. En effet, l'annonce du diagnostic de diabète 2 est souvent mal acceptée par le sujet qui le vit comme une « condamnation » à la maladie chronique. Cela déclenche très fréquemment un épisode dépressif qui peut se prolonger. Vous devez parler à votre médecin traitant des symptômes que vous observez ou que votre entourage vous signale. Il en tiendra le plus grand compte car la prise en charge de votre diabète, les efforts que vous allez devoir faire pour reprendre une activité physique et modifier votre alimentation réclament un engagement quotidien difficilement compatible avec la tendance à l'apathie dépressive.

D'ailleurs, le meilleur moyen de vaincre cette tendance à la dépression est de vous engager avec ardeur dans cette lutte contre votre diabète. Très vite, le regain d'énergie que vous noterez vous rendra confiance. Vous comprendrez qu'une maladie chronique ne doit pas vous faire abandonner vos projets et, si vous vous informez, vous découvrirez que l'on peut maîtriser le diabète 2, vivre avec tout à fait normalement et envisager, grâce aux progrès de la recherche, une guérison future.

3

Les complications du diabète 2

Les artères

Le diabète 2 altère gravement les artères, toutes les artères. Un sujet atteint de diabète 2 use ses artères plus vite qu'un sujet normal. Les artères sont les cibles privilégiées du diabète 2. Cela crée une situation très dommageable car ce sont les artères qui alimentent la totalité de nos organes, d'abord en oxygène, puis en nutriments de tous ordres, énergétiques et autres. Avoir de mauvaises artères, c'est avoir des organes qui fonctionnent mal. On comprend alors pourquoi de nombreux organes vitaux sont répertoriés parmi les complications du diabète.

On distingue traditionnellement deux types d'atteintes artérielles : les microangiopathies (atteinte des petits vaisseaux) et les macroangiopathies (atteinte des gros vaisseaux). Mais dans les deux cas il faut bien comprendre que l'excès chronique de sucre dans le sang circulant altère directement et gravement la paroi des artères et participe au développement d'une athérosclérose.

Quant au cœur, moteur de la circulation du sang dans nos artères, il est constitué d'un muscle lui-même alimenté par des artères appelées « artères coronaires » qui seront aussi la cible du diabète 2, ce qui pourra alors provoquer un redoutable « infarctus » souvent silencieux.

Les atteintes artérielles de chaque organe sont expliquées dans les chapitres correspondants suivants.

Il faut cependant dès à présent se convaincre que prendre en charge son diabète 2, c'est d'abord prendre en charge la santé de ses artères.

Intoxication par le glucose

Sans entrer dans le détail des mécanismes biologiques qui commencent à être bien décryptés, retenez que le glucose en excès dans les artères est capable de se fixer sur les protéines du sang circulant pour former des produits dits de « glycation » qui sont d'autant plus agressifs pour les parois des artères qu'ils sont en grande quantité. Celles-ci se déforment, gonflent, deviennent moins élastiques, voient leur diamètre diminuer et font alors obstacle au passage du sang vers les organes, qui à leur tour souffrent d'une mauvaise nutrition et d'une mauvaise oxygénation. De nombreuses études cliniques portant sur des groupes de population très importants ont montré que les accidents cardiovasculaires étaient beaucoup plus fréquents chez les diabétiques 2 que chez les non-diabétiques.

Il faut toutefois tempérer ce constat par une note plus optimiste. Les nombreuses enquêtes épidémiologiques qui suivent des diabétiques 2 depuis des années, voire des dizaines d'années, montrent qu'une prise en charge sérieuse du diabète 2 avec régulation de la glycémie permet un fort ralentissement de l'évolution des complications, voire un retour à un meilleur état des artères. Mais cela exige de persévérer pendant des années comme s'il fallait vaincre une sorte de « mémoire de la glycémie élevée » inscrite dans les parois de nos artères.

Mon avis

Penser diabète 2, c'est penser « gestion de son énergie » et « protection de ses artères ».

Cœur et grosses artères

Infarctus silencieux !

Le cœur, qui est un muscle très exigeant en oxygène et en énergie, est souvent touché. Il développe un infarctus couramment appelé « infarctus du myocarde », directement lié au rétrécissement ou à l'obstruction des artères coronaires qui sont ses vaisseaux nourriciers.

Qu'est-ce qu'un infarctus ? Le mot infarctus si souvent mal prononcé (« infractus » !) vient du verbe latin *farcio, farcire* qui veut dire « bourrer ». Il exprime bien que les artères coronaires, « bourrées » par les lésions d'athérome, ne laissent plus passer le sang oxygéné, ce qui entraîne une nécrose (destruction) de la zone musculaire correspondante. De ce fait, cette zone ne peut plus se contracter et, si elle est trop importante, le cœur s'arrête de battre, ce qui entraîne la mort du sujet.

Les diabétiques 2 sont fortement exposés à ce risque s'ils ne se soignent pas, risque accru par le fait que la neuropathie diabétique (voir ci-dessous) presque toujours associée rend cet infarctus totalement indolore dans 30 % des cas.

Artérite des membres inférieurs

Il s'agit d'une atteinte particulièrement grave des grosses artères des jambes et des pieds appelée « artérite oblitérante ». Une mauvaise prise en charge du diabète 2 peut lui permettre d'évoluer jusqu'à l'amputation.

Les symptômes de cette artérite sont essentiellement des douleurs du mollet qui surviennent à la marche et cèdent au repos. Au fur et à mesure de son aggravation, le périmètre de marche se raccourcit, ce qui impose des arrêts de plus en plus fréquents et rend les déplacements aléatoires.

Accident vasculaire cérébral

Notre cerveau est irrigué par deux artères qui remontent de chaque côté du cou, les artères carotides. Sous l'action de l'athérosclérose, elles peuvent également s'obstruer avec comme conséquence une mauvaise oxygénation du cerveau. Un accident aigu, que l'on appelle AVC (Accident Vasculaire Cérébral), peut alors survenir et entraîner des paralysies partielles ou totales d'une moitié du corps (hémiplégies) avec, souvent, aphasie (perte de la parole).

Hémoglobine glyquée à 7 %

Pour lutter contre ces trois types d'accidents artériels, il est essentiel de maintenir sa glycémie au plus proche de la normale, c'est-à-dire entre 0,70 g/l (minimum à jeun) et 1,40 g/l (maximum après un repas). Pour contrôler que votre glycémie se situe le plus souvent dans ces limites, le meilleur examen est la mesure de l'hémoglobine glyquée (HbA1c) qui donne le chiffre moyen de la glycémie sur les deux mois écoulés. Ainsi, un résultat d'HbA1c à 7 % signifie que, pour les deux derniers mois, le chiffre moyen de votre glycémie a été de 1,26 g/l. Ceci est un bon résultat. C'est pour cette raison que l'on insiste souvent sur ce chiffre 7 comme objectif à atteindre chez tous les diabétiques 2.

Mon avis

La tendance des responsables médicaux en matière de diabétologie, depuis plusieurs années, est de proposer et de tenter d'imposer des limites toujours plus basses pour les paramètres biologiques les plus significatifs. Pour la glycémie, le consensus est passé, depuis longtemps déjà, de 1,40 g/l à 1,26 g/l.

Il en est de même pour l'Hb1Ac, pour laquelle la tendance 2011 est de passer de 7 % à 6,5 % ou même 6 %. Vous remarquerez que ce chiffre de 6 % est celui que l'on adopte comme limite supérieure pour un sujet non diabétique.

Cette exigence s'appuie sur des études statistiques qui portent sur des cohortes de plus en plus nombreuses de patients pour lesquels on a observé l'évolution de la maladie sur plusieurs années en fonction de différents critères, notamment biologiques. Les autorités médicales sont désormais convaincues que le maintien de l'HbA1c à 6 % permettrait une diminution notable de la survenue des complications vasculaires du diabète 2.

Pensez-y !

Petites artères

J'ai parlé des grosses artères et du cœur. Il en est malheureusement de même pour les petites artères qui sont atteintes, comme les grosses artères, par le processus d'athéromatose. La petite circulation sanguine et même la microcirculation sont touchées. Cela veut dire que l'on peut s'attendre à ce que beaucoup d'autres organes soient atteints par le processus de dégradation artérielle. Cependant, on observe que certains sont plus touchés que d'autres. Il s'agit du rein, de la rétine et des nerfs périphériques.

Le rein, qui est le lieu principal de l'épuration des déchets du sang, est constitué d'un très grand nombre de petits

« pelotons » artériels appelés « glomérules ». L'obstruction progressive de ceux-ci entraîne, si rien n'est fait, une diminution de leur efficacité et à terme une insuffisance rénale qui nécessite une dialyse (épuration artificielle du sang).

Pour assurer les mécanismes de la vision, la rétine requiert un lacis très dense d'artérioles qui sont aussi soumises à la dégradation diabétique. Peu à peu, si le diabète n'est pas traité, l'acuité visuelle baisse et cela conduit trop souvent à la cécité.

Les nerfs périphériques sont alimentés par de multiples petites artères dont l'atteinte entraîne des troubles de la sensibilité et de la motricité relativement précoces.

Ces trois manifestations seront chacune décrites en détail ci-dessous.

L'ŒIL ET LA RÉTINE

Les yeux nous permettent de voir le monde environnant grâce à une structure complexe qui tapisse le fond du globe oculaire : la rétine. Il s'agit d'une sorte d'appareil photographique qui capte les signaux lumineux pour les transmettre au cerveau. Celui-ci les analyse et les transforme en images qui sont ensuite interprétées et stockées. La rétine consomme beaucoup d'énergie, donc beaucoup d'oxygène, et pour être approvisionnée en oxygène, elle est richement pourvue de petites artères attaquées par le processus d'athérome déclenché par la maladie diabétique. Peu à peu la rétinite diabétique s'installe. Elle se manifeste par une occlusion progressive de petites artères, une diminution de leur capacité d'irrigation (ischémie) et des hémorragies.

Si le diabète 2 n'est pas traité, cette altération progressive conduit d'abord à la baisse d'acuité visuelle puis à la perte de la vision (cécité).

Les chiffres

Les chiffres sont alarmants. Après quinze à vingt ans d'évolution de la maladie, l'irrigation sanguine de la rétine est diminuée chez près de 80 % des diabétiques 2.

Après quinze ans d'évolution de la maladie, 2 % des diabétiques 2 perdent la vue et 10 % souffrent de malvoyance.

Le risque de cécité est vingt-cinq fois plus élevé chez les diabétiques que chez les non-diabétiques.

Le diabète est la première cause de cécité avant 50 ans. Il en est la troisième après 50 ans, derrière le glaucome et la dégénérescence maculaire sénile.

Consulter un ophtalmologue

La surveillance de cette complication redoutable impose à tous les diabétiques une consultation annuelle chez l'ophtalmologue. Lorsque la rétinite est déclarée, il faut consulter plus souvent. Le premier examen à pratiquer chez le diabétique 2 est le fond d'œil. En cas de lésions détectées, le deuxième examen à pratiquer est une angiographie rétinienne.

Traitement efficace

Le traitement de la rétinite commence par une prise en charge rigoureuse du diabète 2. Mais il faut aussi insister sur l'efficacité du traitement par le laser qui permet dans la majorité des cas de sauvegarder l'acuité visuelle.

Mon avis

Concernant vos yeux, vous devez être particulièrement vigilant. Il faut rappeler que le diagnostic de diabète 2 est fait, le plus souvent, avec des années de retard. C'est pourquoi, dans 10 à 20 % des cas, il existe déjà une rétinopathie diabétique qui se développe à bas bruit, sans aucun symptôme. Il ne faut jamais attendre la baisse de l'acuité visuelle qui témoigne déjà de lésions rétiniennes avancées. Vous ne devez pas pratiquer la politique de l'autruche en affirmant : « Ma vue est bonne. »

C'est votre médecin traitant qui doit demander l'examen du fond d'œil. Votre ophtalmologue décidera ensuite de l'opportunité de l'angiographie rétinienne.

Je dois attirer votre attention sur les précautions à prendre lors de la consultation de votre ophtalmologue. Il est recommandé de s'y rendre soit en transport en commun, soit en taxi, soit accompagné, car une fois les pupilles dilatées, il est difficile de conduire sa voiture. Pour éviter d'être ébloui, il est conseillé de porter des lunettes de soleil. Enfin, si vous devez subir une angiographie rétinienne, sachez que celle-ci provoque parfois des nausées qui peuvent être atténuées par un traitement adapté. Enfin, ne vous étonnez pas si de façon transitoire vos urines et votre peau sont un peu jaunes pendant quelques heures : cet effet secondaire est dû au produit qui vous a été injecté pour visualiser vos artères rétiniennes, la fluorescéine.

Reins endommagés

Le rein est un organe très richement vascularisé (pourvu d'une grande quantité de vaisseaux sanguins). Le glomérule, l'unité fonctionnelle de filtration du rein, est une petite poche qui contient un amas pelotonné de petites artères dites « capillaires ». Il collecte l'urine primitive recueillie lors de la filtration du sang par les petites artères. Celles-ci, comme toutes les artères de notre organisme, sont la cible du diabète 2.

Après recueil dans le glomérule, l'urine est acheminée par deux tubules (petits tubes) dans lesquels elle est encore transformée. L'ensemble glomérule plus tubules constitue ce que l'on appelle le « néphron ». Chaque rein contient environ 1 million de néphrons (chiffre variable d'un individu à l'autre) dont les petites artères peuvent souffrir du manque d'oxygénation et être atteintes par l'athérome qui se développe au cours du diabète 2. Cette maladie des artères entraîne leur colmatage progressif et donc une diminution des capacités de filtration du rein et une augmentation des déchets moléculaires qui intoxiquent progressivement l'organisme, nécessitant, après quelques années, une dialyse rénale (filtration artificielle du sang).

On appelle glomérulopathie cette maladie du glomérule. Elle appartient à la grande famille des néphropathies (maladies de rein). Elle se développe dans 25 à 30 % des cas de diabète 2. On en distingue cinq phases, de la plus simple à la plus grave :

– Phase 1 : la néphropathie fonctionnelle. C'est une simple anomalie de la filtration rénale.

– Phase 2 : la néphropathie latente. Durant cette phase, on observe les premières lésions objectives du glomérule.

– Phase 3 : la néphropathie lésionnelle. Durant cette phase, apparition d'une microalbuminurie : de façon très anormale, le glomérule laisse passer des molécules d'albumine du sang.

– Phase 4 : la néphropathie avérée. L'albuminurie est persistante, plus importante, et une hypertension artérielle apparaît suite aux lésions du glomérule.

– Phase 5 : l'insuffisance rénale terminale. De très nombreux glomérules sont détériorés et fonctionnent mal, ce qui impose l'utilisation d'une filtration du sang par dialyse rénale plusieurs fois par semaine.

Pas de symptômes

De même que pour toutes les autres atteintes du corps, durant la plus grande partie de l'évolution du diabète 2, la glomérulopathie ne se traduit par aucun symptôme perceptible par le sujet malade. En revanche, elle se traduit par des symptômes biologiques.

La surveillance du diabétique 2 impose donc des analyses régulières d'urines à la recherche de la microalbuminurie. À ce propos, il faut que vous notiez, pour ne pas vous embrouiller dans les termes utilisés pour les analyses biologiques concernant le rein, que l'albumine est une des protéines du sang. Les deux termes « albuminurie » et « protéinurie » sont donc souvent utilisés l'un pour l'autre, de façon presque équivalente.

Les chiffres

Ils sont alarmants comme tous ceux des complications du diabète 2 qui est responsable de 40 % des insuffisances rénales.

En France, 30 % des dialysés chroniques et 40 % des sujets entrés en dialyse en 2009 sont diabétiques.

Mon avis

Vous avez bien compris qu'il est essentiel de dépister la maladie rénale, la glomérulopathie, au début. Pour cela, votre médecin a deux possibilités à sa disposition : en dosant la microalbuminurie (ou « microprotéinurie », *cf.* ci-dessous) et/ou en dosant la créatininémie.

– Les protéines dans les urines. Chez un sujet en bonne santé, il n'y a que très peu de protéines dans les urines. Le glomérule ne laisse passer que de très petites quantités de ces grosses molécules du sang. On retient le chiffre moyen de 80 mg de protéinurie par vingt-quatre heures (entre 55 et 100 mg). Au-delà de 100 mg, on considère que la détection de protéines dans les urines est toujours le signe d'un trouble du fonctionnement rénal. L'examen classique consiste à doser les protéines des urines émises pendant vingt-quatre heures. Mais ce test est peu précis puisqu'il n'est positif qu'à partir de 300 mg de protéines émises par vingt-quatre heures. Il existe cependant un dosage beaucoup plus précis, appelé « microalbuminurie » (mais qui devrait être appelé « microprotéinurie »), qui permet de mettre en évidence une quantité de protéines comprise entre 30 et 300 mg par vingt-quatre heures. C'est ce test de « microalbuminurie » que vous prescrira votre médecin praticien.

Notez que, pour des raisons pratiques, cette recherche de la microalbuminurie sera effectuée sur un échantillon des urines du matin. Ce n'est qu'en cas de positivité de cet examen qu'un dosage sur les urines de vingt-quatre heures sera effectué.

– Créatine, créatinine et créatinémie.

Qu'est-ce que la créatine? La créatine est un acide aminé particulier, fabriqué par nos cellules et présent dans l'alimentation (viandes rouges, volailles et poissons). Il joue un rôle important comme carburant pour nos muscles dont il contribue à la contraction. La créatine est stockée à 95 % dans nos cellules musculaires. Un homme de 70 kg en possède 120 g. Il en consomme et en produit 1 à 2 g/jour.

Qu'est-ce que la créatinine? La créatinine est un produit de dégradation de la créatine dans les muscles de notre corps. Elle est produite à un taux constant qui dépend de la masse musculaire de chaque personne. Son taux est donc stable. Elle est éliminée dans sa totalité par le rein et représente un bon indicateur de la fonction rénale.

Les valeurs normales de la créatininémie sont:

– 9 à 13 mg/l chez l'homme (80 à 110 µmol/l);

– 7 à 10 mg/l chez la femme (60 à 90 µmol/l).

Au-delà de ces chiffres, on parle d'insuffisance rénale.

Nerfs atteints

Les diabétiques 2 développent pratiquement tous une « neuropathie », c'est-à-dire une atteinte avec lésions des nerfs, même si parfois elle ne s'exprime que par des symptômes discrets. Cette maladie affecte le système nerveux périphérique, c'est-à-dire les nerfs qui transmettent les informations du corps vers le cerveau ou qui transmettent les informations du cerveau vers le corps.

Elle touche aussi le système nerveux autonome qui met en relation les organes et le cerveau.

La neuropathie augmente avec la durée du diabète et aussi avec le mauvais équilibre de la glycémie. Il faut donc répéter combien il est vital pour tout diabétique 2 de veiller à la régulation de sa glycémie au plus près des chiffres normaux.

Troubles trophiques

Les lésions des nerfs sont dues à des atteintes des artères qui les nourrissent (qui assurent leur trophicité). Comme tout organe du corps, les nerfs ont besoin d'oxygène et de nutriments apportés par des petites artères nourricières. Celles-ci sont soumises aux dégradations provoquées par l'athérosclérose qui touche toutes les artères de notre corps de diabétique 2. Donc, les nerfs, comme tous les autres organes, sont indirectement mais sûrement touchés par le diabète 2.

Les conséquences

La neuropathie périphérique touche surtout les membres inférieurs, qui présentent des douleurs, des crampes et une diminution de la sensibilité par endroits.

Il faut particulièrement insister sur les troubles du pied au niveau desquels, du fait d'une perte de la sensibilité cutanée, peut se développer un mal perforant redoutable.

Le pied diabétique

Le pied diabétique pourrait être remisé dans le catalogue des maladies du passé si les diabétiques 2 prenaient vraiment en charge leur maladie. Au contraire, du fait d'un trop grand laisser-aller, c'est une des complications les plus redoutées aujourd'hui car elle peut conduire à l'amputation. Je vais donc longuement vous parler de ce problème crucial avec comme objectif de vous convaincre qu'une meilleure prise en charge de la maladie permettra d'éviter ce drame qu'est l'amputation.

Pourquoi les pieds ?

Le pied est un membre particulièrement fragile concernant le diabète 2. Deux des complications majeures du diabète 2 se conjuguent pour créer cette situation : l'artérite et la neuropathie.

On peut comprendre facilement qu'en cas d'artérite avec l'obstruction progressive des artères, le pied sera facilement touché puisque, situé à l'extrémité des jambes, il est irrigué (vascularisé) par des artères de plus petit calibre. Il reçoit alors moins d'oxygène et se trouve en état de mauvais fonctionnement métabolique. Vous devez en effet savoir qu'il faut vingt fois plus d'oxygène pour obtenir la cicatrisation d'une plaie que pour assurer la vie normale de la peau saine. Une plaie, même minime, due à la blessure d'une chaussure ou à un ongle incarné mal taillé, chez un diabétique 2, risque donc de ne pas cicatriser.

L'atteinte des nerfs périphériques, pour sa part, entraîne une altération de la sensibilité et une diminution voire une perte du système d'alerte qu'est la douleur.

Tous les diabétiques ont deux pieds (!) qui subissent forcément la maladie. Le but est donc de dépister l'atteinte des artères (artérite) et l'atteinte des nerfs (neuropathie) à leur niveau.

Dépistage et prévention

C'est le rôle du médecin praticien de rechercher les symptômes d'ischémie (diminution du flux sanguin) et d'atteinte des nerfs (troubles de la sensibilité, abolition des réflexes, perte de la sensation de douleur). Mais vous devez l'aider en lui signalant les petits signes que vous avez pu observer : pied plus chaud ou plus froid ; peau devenue plus fine à certains endroits et augmentation de l'épaisseur avec formation cornée (hyperkératose) à d'autres endroits, notamment au niveau des points d'appui du pied ; troubles de la sensibilité des orteils. Surtout n'oubliez pas de lui signaler une éventuelle blessure du pied qui aurait échappé à votre attention dans les mois précédents et qui aurait guéri suite à vos soins.

Les lésions

Ulcérations ischémiques

Il s'agit de plaies situées souvent au pourtour du pied, provoquées par le frottement de la chaussure et entretenues par la diminution du flux sanguin. La peau, fine et fragile à cet endroit, résiste mal au plus léger traumatisme. Notez qu'il faut éviter de coller du sparadrap sur cette peau. Son ablation peut créer une nouvelle plaie plus étendue que la précédente !

Le mal perforant

Il siège très souvent au niveau des points d'appui du pied, donc sous le pied, sur la plante des pieds et parfois au niveau de la pulpe d'un orteil déformé en griffe. Il s'agit d'une lésion complexe qui a évolué et dont la partie visible cache une partie sous-jacente beaucoup plus importante sous la forme d'une cavité de décollement de la peau, toujours infectée.

L'ostéite

Sous la peau de la plante du pied se trouvent des os qui forment le squelette du pied (notamment les métatarsiens, sièges privilégiés du mal perforant). On comprend que la lésion installée sous la peau puisse facilement atteindre ces os et provoquer une lésion grave appelée « ostéite ».

LES PLUS MENACÉS

Les sujets âgés

Ils sont pratiquement tous atteints d'une neuropathie plus ou moins importante du fait du long temps d'évolution de leur diabète 2. Leur âge les prédispose aux troubles de la statique, à l'arthrose et à la baisse de l'acuité visuelle qui peuvent gêner l'autosurveillance et le soin des pieds pour des raisons de raideur ou de mauvaise vue par exemple.

Ces sujets ont le plus souvent besoin d'une tierce personne pour assurer les soins des pieds.

Les sujets alcoolo-tabagiques

Le tabagisme aggrave toujours une artérite diabétique. L'alcoolisme aggrave toutes les pathologies. Les troubles psychosociaux surajoutés représentent aussi des obstacles majeurs à la prévention et aux soins des pieds diabétiques.

Les sujets avec artérite sévère

La gravité de l'atteinte des petites artères varie avec les personnes. Elle touche, nous l'avons vu, la rétine, les reins et les nerfs. Les sujets qui ont une atteinte des reins, une « néphropathie », voient souvent leur artérite et leur neuropathie s'aggraver.

Les greffés rénaux

La situation précédente aboutit trop souvent à des greffes rénales suite à une insuffisance rénale qui a contraint à dialyser le sujet diabétique 2. L'obligation d'un traitement immunosuppresseur qui évite le rejet de la greffe favorise l'altération des artères et contribue donc à l'apparition de lésions du pied.

Examen des pieds obligatoire

Concernant les pieds, tous les diabétiques 2 sont à risques. L'examen attentif des deux pieds s'impose donc. D'abord à la maison au cours de la toilette quotidienne, mais aussi à chaque consultation. Pour les personnes en excès de poids ou rhumatisantes qui ont des difficultés pour atteindre leurs pieds, l'aide de l'entourage doit être sollicitée. Au moindre doute concernant une lésion même minime, il ne faut pas hésiter à consulter votre médecin généraliste.

Les chiffres

De 5 à 10 % des diabétiques 2 seront un jour victimes d'une amputation.

Plus de 50 % des amputations de cuisse ou de jambe sont réalisées chez des diabétiques. Cela représente 10 000 cas annuels en France et 85 000 cas aux États-Unis.

70 % de ces amputations ont lieu chez des diabétiques 2 de plus de 65 ans.

La gangrène des extrémités est quarante fois plus fréquente chez les diabétiques que chez les non-diabétiques.

50 % des amputations des diabétiques pourraient être évitées si un véritable plan de prévention était appliqué.

Malgré l'évidence de sa gravité et les chiffres cités qui sont alarmants, le pied diabétique reste négligé.

Pourquoi cette négligence ?

Le Pr André Grimaldi, spécialiste chevronné du diabète, y voit cinq raisons :

1. L'absence de douleur. Comme pour la maladie diabétique dans son ensemble, le sujet ne sent rien, il ne se plaint donc pas et n'attire pas l'attention du médecin sur une petite plaie qui ne guérit pas mais qui ne le gêne pas. Il continue de porter les mêmes chaussures qui le blessent et aggravent sa lésion.

2. Le médecin praticien lui-même n'est pas spécialement formé aux soins des pieds et n'examine pas les pieds des diabétiques 2 de façon systématique. Ceux-ci ne sont pas non

plus enclins à se déchausser surtout si leur hygiène est douteuse et si, de surcroît, ils sont obèses et arthrosiques.

3. De plus, le médecin praticien n'est pas alerté aussi fortement que le spécialiste par ce drame. Sur les quarante diabétiques 2 qu'il suit dans sa patientèle, seuls trois ou quatre seront concernés par ce problème qui interviendra éventuellement dans plusieurs années. La surcharge des consultations fait que l'on pare souvent au plus urgent et que l'on peut remettre à demain des symptômes dont ne parle pas le patient.

4. La plupart (70 %) des amputations surviennent après 65 ans et, bien que les choses commencent à changer du fait du vieillissement de la population, l'âge n'attire pas spécialement la compassion publique, d'autant plus que, statistiquement, de un tiers à la moitié des patients seront décédés (le plus souvent d'infarctus du myocarde) dans les cinq ans qui suivent l'amputation.

5. Il faut ajouter une raison psychologique étrange mais bien réelle : dans l'esprit des soignants comme des patients, le pied n'est pas considéré comme un organe noble ! Et pourtant, les pieds nous portent et nous transportent.

Conseils à propos de vos pieds

1. Vérifiez fréquemment la sensibilité de vos pieds. Rappelez-vous : « pied insensible, pied en danger ».

2. Préoccupez-vous de la circulation du sang dans vos pieds en recherchant s'ils sont froids, parfois plus froids d'un côté, si leur peau semble plus fine, plus fragile. Vous devez aussi rechercher une douleur dans le mollet qui intervient après quelques centaines de mètres de marche. Il s'agit d'une sensation de serrement qui disparaît au repos et permet de repartir. Elle est un bon signe d'artérite mais est relativement rare chez le diabétique 2, qui d'une façon générale ressent peu la douleur.

3. Appliquez une hygiène rigoureuse à vos pieds. Lavage soigneux, séchage méticuleux pour éviter la macération, changement quotidien des chaussettes, choix de chaussures confortables au cuir souple, élimination de tous produits réputés détruire les cors car ils créent souvent des lésions de la peau.

4. Arrêtez de fumer. C'est impératif pour un diabétique 2. On ne clamera jamais assez fort les méfaits du tabagisme sur la santé en général, mais l'impact est plus violent sur les artères. L'arrêt du tabac sera bon pour vos poumons et excellent pour vos pieds.

5. Vous devez équilibrer votre diabète en maintenant une HbA1c égale ou inférieure à 7 %. Cette recherche de l'équilibre est une nécessité pour arrêter l'évolution de votre maladie mais aussi pour stopper la survenue des complications dont celles du pied.

6. Vous devez donc apprendre à protéger vos pieds. Par tous les moyens. Apprenez à considérer et à aimer vos pieds. En bon état, ils seront un bon témoin de la bonne prise en charge de votre diabète

Nota : Le livre qui m'a servi de référence pour rédiger ce document sur le pied diabétique est celui du Pr André Grimaldi, *Guide pratique du diabète* (Masson Éditeur, 4e édition, 2009). Ce livre écrit pour les médecins est à la fois complet et remarquable… mais pour les praticiens ! Je me suis donc autorisé à en faire un petit résumé accessible à tous.

Ne pas traîner les pieds

Concernant la santé de vos pieds, n'agissez jamais en traînant les pieds ! Vous devez résolument vous en occuper activement, quotidiennement. Vous devez les examiner tous les jours. Pour finir, vous devez enfin avoir une conscience claire de tout ce qui peut interférer avec leur bon état de santé.

Vos chaussures

Vous devez apporter un soin tout particulier aux choix de vos chaussures. Prenez tout votre temps. Les chaussures d'un diabétique 2 ne doivent jamais le blesser.

Vos ongles

Les ongles s'altèrent avec l'âge et sous l'influence de la maladie diabétique qui, de plus, favorise l'implantation d'infections à champignons (mycoses). Ils deviennent alors plus durs, plus épais et se déforment. Parfois ils sont incarnés, ce qui veut dire qu'ils se recourbent et ont tendance à entrer dans la chair, donc à vous blesser.

La corne des pieds

En terme médical, elle s'appelle « kératose » car il s'agit d'une accumulation de « kératine », une protéine produite par les cellules superficielles de la peau et qui peut ainsi former des épaississements indurés qui deviennent blessants. Les podologues peuvent vous aider si vous avez des difficultés à réduire ses formations de kératose.

Les champignons

Les infections à champignons (mycoses) se développent de préférence dans les lieux humides. Pour en réduire la fréquence, il faut une hygiène parfaite des pieds.

Les corps étrangers

Tout corps étranger dans une chaussure est un danger potentiel pour le pied fragilisé d'un diabétique 2.

Les brûlures

La perte de sensibilité du diabétique 2 est un handicap grave pour ressentir une éventuelle brûlure cause d'une lésion qui peut s'infecter. Soyez donc en alerte concernant ce risque.

Les apnées du sommeil

Le syndrome d'apnées du sommeil (SAS) est très fréquent chez les diabétiques 2, surtout chez les personnes obèses ou en excès pondéral, et devrait être intégré dans le bilan effectué au moment du diagnostic de la maladie. Le SAS est caractérisé par deux symptômes majeurs : des ronflements souvent très impressionnants, repérés par les partenaires, et des arrêts respiratoires au cours du sommeil, plus souvent en fin de nuit. D'autres symptômes complètent fréquemment le tableau :

– maux de tête matinaux ;
– épisodes de somnolence durant la journée avec augmentation des risques d'accidents de la route ;
– manque d'énergie durant le travail ou les occupations diurnes ;
– troubles de la concentration et de la mémoire ;
– altération de l'humeur, dépression ;
– troubles de l'activité sexuelle.

Le mécanisme

Les personnes atteintes de SAS subissent, pendant leur sommeil, un rétrécissement du larynx lié à un relâchement musculaire. La circulation de l'air devient alors plus difficile, ce qui entraîne des vibrations de la paroi et le ronflement. Si les voies aériennes se ferment totalement, la respiration cesse temporairement.

Durée et fréquence

Les ronflements surviennent presque chaque nuit et sont aggravés par un repas lourd ou alcoolisé le soir. Leur durée est variable, mais ils provoquent une nuisance sonore qui incommode presque toujours les conjoints ou partenaires de lit. Les apnées sont évidemment plus discrètes, mais le passage du ronflement à l'apnée (donc du bruit fort au silence total) réveille souvent la personne qui dort à proximité. Une apnée peut durer dix secondes ou plus et peut se produire plusieurs centaines de fois par nuit.

Conséquences

Ronflements et apnées perturbent le sommeil sans que le sujet en ait forcément conscience malgré un éveil très bref après chaque apnée. Mais ils entraînent surtout une mauvaise oxygénation de notre corps et, singulièrement, de notre cerveau. C'est donc tout notre métabolisme qui est perturbé de façon chronique et cela explique les signes décrits durant la journée : fatigue, somnolence, maux de tête, manque d'énergie, troubles de la concentration et de la mémoire, dépression, troubles sexuels. Ce manque d'oxygène altère toutes nos fonctions cellulaires.

De plus, en enregistrant le sommeil des personnes atteintes de SAS, on observe qu'elles atteignent plus rarement le stade de sommeil profond et qu'elles ont moins d'épisodes de sommeil paradoxal (pendant lequel on rêve). Cela contribue à rendre le sommeil moins récupérateur.

Peu à peu ces apnées favorisent aussi l'apparition d'une hypertension artérielle ou l'aggravent lorsqu'elle existe. Elles prédisposent aux maladies cardiaques. Les derniers travaux semblent prouver qu'elles aggravent aussi le diabète 2.

Comment traiter ?

Le meilleur traitement des SAS est un bon traitement du diabète 2. À commencer par la diminution du poids chez les obèses et les personnes en excès pondéral. Puis une bonne régulation de la glycémie avec une hémoglobine glyquée qui doit impérativement atteindre le chiffre 7 ou même être inférieure à 7.

Il existe aussi un traitement mécanique palliatif. Il s'agit d'un appareil qui établit une pression positive continue dans les voies respiratoires et permet à l'air de circuler sans obstacles. Cet appareil à pression positive continue (PPC) est placé au chevet du patient et fournit l'air par l'intermédiaire d'un masque. Cet équipement est sûr. Il ne nécessite aucun acte chirurgical, ni médicament. Il améliore considérablement la vie des sujets atteints de SAS, mais il représente une gêne importante dans la vie relationnelle. Cependant, les sujets qui en acceptent les inconvénients retrouvent un sommeil réparateur, ne ronflent plus et retrouvent de l'entrain et de l'énergie.

Signalons enfin les propositions chirurgicales qui consistent à découper le voile du palais pour augmenter le passage de l'air. Ces interventions sont très douloureuses et rarement couronnées de succès.

Mon avis

Vous devez prendre très au sérieux le syndrome d'apnées du sommeil car il risque de handicaper considérablement votre vie. Il survient très souvent chez des gens trop gros. Le premier réflexe doit être de s'efforcer de maigrir. Le seul amaigrissement (quelques kilos !) entraîne une amélioration nette (parfois la disparition des apnées). La sensation d'un bien-être récupéré vous incitera à suivre encore mieux votre traitement.

Les troubles dépressifs

Nous avons déjà rencontré les troubles dépressifs comme facteur favorisant le diabète 2. Ils sont aussi deux à trois fois plus fréquents que dans la population générale, quand la maladie est déclarée. Prendre en charge votre diabète 2, c'est donc savoir aussi dépister les signes de dépression en demandant, si nécessaire, à votre entourage de vous aider dans cette tâche.

Mon avis

La dépression est une vraie complication du diabète 2. Malheureusement, peu de médecins s'en préoccupent (souvent par manque de temps) et, pour sa part, le patient ne pense pas toujours à créer un lien entre son manque d'entrain, son peu de goût pour l'action et sa maladie. On peut cependant dire que c'est une des premières complications à se manifester, mais elle attire peu l'attention car elle s'exprime à très bas bruit et il est habituel d'évoquer les difficultés de la vie actuelle, notamment professionnelle, pour expliquer les changements de comportement. À partir de 40 ans, un patient qui consulte pour des signes de dépression devrait faire l'objet d'un dépistage du diabète 2 par la mesure de deux glycémies à jeun à quinze jours d'intervalle. Il ne faut pas oublier que le diabète 2 est la maladie de l'énergie. Toute baisse du niveau énergétique entraîne des symptômes qui évoquent un début de dépression : manque d'entrain au travail, troubles de l'humeur, irritabilité, baisse de l'attention pour les enfants, la famille en général, autodépréciation (« ça ne sert à rien », « je ne suis bon à rien », « je suis dépassé »), crises de tristesse, troubles du fonctionnement sexuel, baisse de la libido (désir), troubles de l'érection chez l'homme, plaintes douloureuses. Rappelez-vous que prendre en charge sérieusement et traiter correctement un diabète 2 peut suffire à faire disparaître ces signes de dépression.

LES TROUBLES DE LA SEXUALITÉ

Le diabète 2 perturbe la sexualité de l'homme et de la femme, mais, pour des raisons évidentes, on parle surtout des troubles de l'érection qui semblent plus handicapants.

Diabète 2 et impuissance

Chez l'homme, les artères fragilisées ne permettent pas une bonne vascularisation de la verge et les atteintes nerveuses de la neuropathie perturbent le réflexe érectile. De plus, les infections (mycoses du prépuce par exemple) ou les douleurs neuropathiques rendent parfois le coït douloureux. Il faut ajouter que certaines anomalies lipidiques et certains médicaments peuvent également être responsables de l'impuissance. Enfin, la déprime souvent associée à la nécessité de gérer au quotidien une affection chronique tenace peut aussi diminuer la libido (désir). Cette remarque est d'ailleurs commune aux deux sexes.

Diabète 2 et sexualité féminine

Dans ce domaine, les femmes expriment moins souvent leurs troubles qui sont, cependant, bien réels. La maladie perturbe la lubrification du vagin, favorise les infections gynécologiques et inhibe le désir.

Une sexualité conseillée ?

L'acte sexuel n'est pas déconseillé chez les diabétiques 2, qui devront cependant tout faire pour pallier leurs difficultés et, plus que d'autres, faire attention au risque infectieux du fait de leur fragilité immunitaire. Lorsqu'un seul des partenaires du couple est diabétique, les troubles évoqués peuvent entraîner des difficultés relationnelles. Il est donc important d'en parler et d'envisager de consulter.

Qui consulter et pourquoi ?

D'abord votre médecin généraliste. Il connaît bien votre maladie puisqu'il vous suit, souvent depuis longtemps. Curieusement, il ne vous a pas toujours prévenu de ce problème et il ne vous en parle pas à chaque consultation. N'hésitez pas cependant à le questionner. Il vous donnera les premières explications, les premiers conseils et les premières prescriptions. Il aiguillera les femmes vers leur gynécologue puis vers leur diabétologue et les hommes également vers leur diabétologue. Les soins gynécologiques locaux sont régulièrement efficaces.

Chez l'homme, les solutions sont moins miraculeuses. Il existe sur le marché, depuis dix ans, trois remèdes qui ont fait beaucoup parler d'eux : le Viagra, le Cialis et le Lévitra. Ces produits sont réputés aider l'érection (seulement après stimulation). Les résultats sont variables selon les personnes, et les diabétiques 2 sont les patients qui réagissent le moins bien. Il faut cependant faire des essais de quelques semaines et surtout chercher quel est le remède, parmi les trois, qui agit le mieux.

Il reste l'aide du psychiatre. Celui-ci peut être très utile en vous aidant à combattre votre dépression et à vous prendre en charge de façon plus rigoureuse, ce qui aura souvent des effets très bénéfiques au niveau de votre sexualité.

Les comas diabétiques

Coma hypoglycémique

Le coma hypoglycémique s'observe lorsque la glycémie descend aux alentours de 0,50 g/l. C'est un accident du traitement du diabète qui se voit plus fréquemment chez les diabétiques sous insuline (seulement 20 % des diabétiques 2).

Symptômes

Ce coma est précédé d'un malaise que chaque patient doit apprendre à identifier. Vous devez surtout identifier les signes annonciateurs qui sont faciles à reconnaître : transpiration, pâleur, sensation de faim douloureuse, tremblements, palpitations. Les signes plus tardifs sont plus rarement perçus par le sujet : troubles visuels, troubles de l'élocution, trouble de la concentration, trouble du comportement avec agressivité et agitation, fourmillements autour de la bouche et parfois convulsions.

Circonstances

Il faut que vous recherchiez un ou plusieurs facteurs déclenchants afin de tout faire pour ne pas les reproduire. Une erreur dans l'insulinothérapie : dose excessive, injection trop profonde, trouble de la résorption de l'hormone. Une erreur alimentaire : décalage dans l'horaire de l'alimentation par rapport à l'horaire de l'injection d'insuline, apport en sucre insuffisant ou absent au cours du repas, augmentation des activités physiques non compensée par un apport de sucre, prise d'alcool (qui est hypoglycémiante) en dehors d'un repas. Une erreur de prise médicamenteuse : sulfamides hypoglycémiants en trop grande quantité, association de produits qui stimulent la sécrétion d'insuline sans compensation alimentaire. (Voir chapitre « Médicament du diabète 2 », p. 145.)

Traitement

Il est simple au début. S'il n'y a pas de troubles de la conscience, un apport de 10 à 20 g de sucre par voie orale suffit le plus souvent à rétablir l'équilibre. Un morceau de sucre blanc pèse 5 g.

S'il y a des troubles de la conscience, il faut injecter une ampoule de glucagon par voie intramusculaire et appeler un médecin qui décidera ou non de votre hospitalisation. Je vous rappelle que le glucagon a une action opposée à celle de l'insuline : il fait remonter la glycémie.

Prévenir les récidives

La fréquence des récidives peut être considérablement diminuée par l'éducation. Vous devez impérativement apprendre à identifier vos symptômes et rechercher les facteurs déclenchants pour les éviter ou les prévenir. Si cet accident vous arrive, vous devez alors apprendre à contrôler vous-même votre glycémie à l'aide d'un glucomètre et prendre l'habitude d'avoir à portée de main du sucre rapidement assimilable et une ampoule injectable de glucagon.

Conséquences

Les décès suite à un coma hypoglycémique sont heureusement rares : 0,2 à 0,5 % des cas traités.

Coma hyperglycémique

Le coma hyperglycémique est plus souvent appelé acidocétosique dans le milieu médical. Il s'observe pour des glycémies élevées supérieures à 3 g/l avec présence de corps cétoniques dans les urines.

Symptômes

Les troubles se manifestent peu à peu, en plusieurs jours, avec atteinte progressive de l'état de conscience, troubles digestifs, troubles respiratoires et une odeur caractéristique d'acétone de l'haleine.

Circonstances

Dans la majorité des cas, il survient chez un diabétique mal équilibré ou dont la glycémie est très instable, plus souvent chez les diabétiques insulinodépendants. Le facteur déclenchant peut être une infection, un traumatisme, une grossesse ou le mauvais maniement d'une injection d'insuline.

Cependant, dans 20 % des cas, ce coma est révélateur d'un diabète ignoré, ce qui démontre à quel point cette maladie est pauvre en symptômes et attire peu l'attention des patients.

Traitement

Le coma hyperglycémique réclame un traitement d'urgence dès le diagnostic posé. Votre médecin alerté administrera de l'insuline à action rapide, vous fera boire abondamment. Il faut ensuite poursuivre l'alimentation en surveillant la glycémie. Si vous êtes dans l'incapacité de boire, il vous dirigera vers une unité hospitalière de réanimation métabolique pour rééquilibrer votre diabète.

Conséquences

Avec moins de 10 % de décès, le pronostic de ce coma est devenu meilleur grâce aux progrès de la réanimation.

Prévenir les récidives

La prévention repose sur l'autocontrôle quotidien de la glycémie à l'aide du glucomètre. En cas de forte élévation de la glycémie, vous devrez vous faire une injection d'insuline rapide tout en maintenant un apport d'eau et de sucres suffisant.

Cette pratique implique de votre part et de la part de votre médecin un effort réel d'éducation qui correspond à une meilleure prise en charge de votre diabète 2.

4

Prendre en charge son diabète 2

Une maladie sans symptôme

Le diabète 2 est une maladie redoutable parce qu'elle reste longtemps sans aucun symptôme facilement décelable.

Répétons-le, avoir trop de glucose en circulation dans le sang, c'est-à-dire présenter une hyperglycémie, ne fait pas mal et n'entraîne, pendant plusieurs années, aucun signe clinique qui puisse alerter le sujet pourtant déjà diabétique. Il faut souvent attendre cinq ans ou plus, lorsque cet excès permanent de glucose a déjà altéré les artères, pour qu'apparaissent de petits signes qui doivent éveiller les soupçons et amener à consulter un médecin.

Parfois, le diabète est diagnostiqué encore plus tardivement, dix ans ou plus après le début de l'hyperglycémie, au stade des complications qui sont toujours graves. C'est dire l'importance du dépistage du diabète 2, qui peut être fait à l'aide de deux prises de sang à quinze jours d'intervalle par la mesure de la glycémie.

Les petits signes

Les petits signes d'alerte que l'on peut repérer pour évoquer un diabète 2 ne sont pas spécifiques de la maladie.

On peut citer, en vrac, car ils sont inconstants et variables d'une personne à l'autre : une fatigue qui devient chronique et s'aggrave, des envies plus fréquentes d'uriner, une augmentation de l'appétit, l'apparition de mycoses (infections à champignons) dans les plis de la peau sous les aisselles ou au niveau des pieds, des mycoses vaginales à répétition chez la femme, une furonculose (apparition de furoncles à répétition), des infections urinaires répétées, des défaillances de l'érection chez l'homme, des douleurs aiguës et fugaces pendant les rapports sexuels, une tendance à avoir soif, de petites crampes intermittentes, des fourmillements et des pertes de sensibilité d'une partie d'un membre durant la nuit, un manque d'entrain au travail, une petite tendance à la dépression.

Tous ces symptômes peuvent faire penser au diabète. Ils sont d'autant plus évocateurs que le contexte va dans le même sens. S'ils sont observés chez un sujet en excès pondéral, de 40 ans et plus, avec une hérédité diabétique (l'un des parents ou grands-parents est atteint de la maladie), il faut impérativement consulter.

Il faut insister sur cette possibilité de diagnostic précoce qui conditionne une prise en charge du diabète 2 avant le début des complications. En effet, le diagnostic du diabète 2 ne coûte pas cher et sa précocité permet le plus souvent de diminuer le prix de revient de la maladie à long terme.

Signes de complications

Si le diabète est diagnostiqué tardivement, par exemple dix ans ou plus après le début de l'hyperglycémie, donc après dix ans d'évolution de la maladie, au stade des complications, la situation est souvent alarmante mais cependant pas irréversible.

On peut alors observer des crampes fréquentes dans les jambes, des douleurs rhumatismales comme une périarthrite scapulo-humérale (qui touche l'articulation du bras avec l'omoplate, donc l'épaule), l'apparition d'une maladie cardio-vasculaire comme l'hypertension, des troubles de l'érection qui vont en augmentant, une forte baisse de l'acuité visuelle, un début d'insuffisance rénale ou un début de mal perforant plantaire.

Tous ces syndromes doivent évoquer le diabète 2, inciter à son diagnostic et à la mise en œuvre rapide d'un traitement adapté qui donnera des résultats très encourageants s'il est bien suivi.

Prise de conscience

La prise de conscience est un temps indispensable dans la prise en charge de votre diabète 2.

Votre médecin vient de vous l'annoncer, vous êtes diabétique 2. Chez beaucoup, cela fait l'effet d'un coup de massue. Le diabète n'a pas bonne presse. C'est une maladie chronique avec tout ce que cela implique comme nouvelles contraintes. Le premier moment de détresse passé, il faut aussitôt se ressaisir et engager la lutte pour la prendre en charge. Elle est là, elle vous habite. Il faut passer une sorte de premier pacte avec elle : « Tu es installée, je t'ai repérée, je vais apprendre à te connaître, je vais m'occuper de toi pour te tenir à distance, t'empêcher de me nuire et tenter d'utiliser cette opportunité pour mon évolution personnelle. »

Ce dernier aspect est le deuxième pacte à passer avec soi-même, plus difficile, moins immédiat mais tout aussi bénéfique pour notre personne : « Je suis désormais diabétique 2, c'est une maladie chronique, ce n'est pas une fatalité. Je vais utiliser cette opportunité pour forger ma personnalité dans cette épreuve de vie. »

Organiser sa vie

Vous allez devoir organiser votre vie un peu différemment, avec un peu plus de rigueur parce que votre organisme a désormais moins de marges de manœuvre pour gérer son énergie. Vous devez réfléchir à la vulnérabilité de votre corps qui n'a pas ou peu présenté de défaillances jusqu'à maintenant. Vous allez vous interroger sur vos éventuelles erreurs, faire le bilan d'un passé un peu trop insouciant. Vous allez être forcé de consacrer du temps à ce corps qui soudain vous prend à partie pour vous rappeler qu'il ne peut pas continuer à tout gérer seul.

Vous allez vous faire conseiller pour améliorer votre hygiène de vie, votre alimentation. Vous allez apprendre à dialoguer avec votre médecin et à utiliser le plus intelligemment possible les différents médicaments qui vous sont proposés.

Vous allez prendre en charge votre diabète 2. Vous allez pleinement vous prendre en charge.

L'HYGIÈNE DE VIE

Activité physique

L'homme et le mouvement

Contrairement à ce qu'affirme le célèbre philosophe Henri Bergson, le propre de l'homme n'est pas le rire mais le mouvement. Cependant, l'amélioration de ses conditions de vie le pousse vers la sédentarité. J'ai déjà évoqué cette recommandation que le médecin doit traduire en véritable prescription : le diabétique 2 doit lutter par tous les moyens contre la sédentarité, contre sa propension à rester tranquille et à fuir les efforts physiques. Mais je n'insisterai jamais assez : tous les gens sédentaires ne sont pas diabétiques, mais tous les diabétiques sont trop sédentaires.

Tous les moyens sont bons

La marche d'abord, mais aussi le jardinage, la randonnée, le jogging, le vélo, les promenades en montagne, la natation en piscine ou à la mer, le bricolage, les sports. Bien évidemment, chacune de ces activités n'a pas le même intérêt. Mais dans un premier temps il est fondamental que vous preniez conscience que votre corps n'est pas assez actif.

• La marche quotidienne

C'est la première recommandation que vous fera votre médecin. C'est aussi celle de l'OMS qui préconise pour chaque diabétique 2, dès le diagnostic de sa maladie, de s'imposer une demi-heure de marche rapide chaque jour.

Lorsque votre médecin vous explique cette nécessité de la marche quotidienne, votre premier réflexe est de vous écrier : « Je n'aurai jamais le temps ! » Prenez conscience qu'il s'agit d'une réponse dilatoire, de mauvaise foi. On peut et l'on doit toujours trouver trente minutes pour sa santé. D'autant plus que cette marche peut être décomposée en deux fois un quart d'heure ou trois fois dix minutes. Le résultat sera le même. Il suffit, pour un citadin, de descendre à une station de métro ou un arrêt de bus avant la bonne destination pour s'assurer déjà dix à quinze minutes de marche. Si l'on fait la même chose le soir dans l'autre sens, on a déjà accompli son « devoir » ! Quant aux habitants des villes plus petites et des villages qui ont souvent des horaires moins serrés, ils peuvent aller acheter leurs provisions à pied ou ils peuvent s'accorder trente minutes de marche dans la nature (un vrai régal) toujours plus proche qu'en ville, promenades prises sur le temps qu'ils n'ont pas passé dans les transports en commun. N'oubliez pas que vous avez la possibilité d'accompagner vos enfants (ou vos petits-enfants) à l'école, en marchant. C'est bon pour vous et pour eux, quel que soit le temps. Sans doute cela peut exiger de vous coucher un quart d'heure plus tôt pour vous lever également un quart d'heure plus tôt !

Il faut ajouter que cette pratique est un très bon exemple pour les enfants qui ont tendance à imiter les adultes dans leur propension à l'inertie et qui sont guettés par l'augmentation permanente de l'obésité (plus de 10 % des enfants français sont obèses !).

• Quand marcher ?

Il y a toujours des moments où l'on peut marcher dans la journée mais, depuis longtemps, la force des habitudes fait que vous n'y pensez plus. Ainsi, il est presque certain qu'au moment de votre pause pour le déjeuner vous pouvez consacrer quinze ou vingt minutes à marcher plutôt qu'à fumer une cigarette (toujours nocive pour le diabétique 2) ou à rester assis en sirotant votre café. Le samedi, jour traditionnel des courses, il est souvent possible d'aller au centre commercial voisin à pied en utilisant un caddy si le volume des courses l'impose. Pensez aussi à oublier les ascenseurs : grimper les escaliers à pied est un excellent exercice qui vous essoufflera un peu au début mais qui vous permettra de retrouver très vite une résistance à l'effort perdue depuis longtemps.

• Quel type de marche ?

Si vous n'avez pas de troubles graves de la locomotion, vous pouvez marcher. Le corps humain au cours des millions d'années d'évolution s'est tellement bien adapté à la marche que son anatomie s'est transformée pour favoriser cet exercice. La marche vous est donc recommandée sous toutes ses formes, selon tous les rythmes, en vous promenant tranquillement, en alternant avec des allures plus rapides ou en prenant l'option de marches forcées (5 à 6 km/h) qui induisent une dépense énergétique importante.

Dans la plupart des cas, vous allez redécouvrir le plaisir de la marche. Vous vous étiez installé peu à peu dans une vie de sédentaire, une vie « immobile » qui a beaucoup contribué au déclenchement de votre diabète 2. Le seul fait de remettre votre corps, vos muscles en activité va contribuer à réguler votre glycémie. Vous allez commencer à vous prendre en charge. En même temps, vous allez aussi redécouvrir que marcher aide à penser !

• Plus de trente minutes ?

En quelques mois de pratique, vous allez vous apercevoir que marcher est un vrai plaisir dont vous aviez oublié la saveur. Cela vous incitera à trouver encore plus de temps pour marcher. Les résultats obtenus, la perte de poids et l'amélioration de vos paramètres biologiques seront autant de facteurs qui vous inciteront à continuer et même à accroître ces efforts. Rappelez-vous que marcher plus souvent et marcher plus vite impose à votre corps une dépense énergétique accrue qui entraîne une accélération de la perte de poids et une meilleure régulation de vos métabolismes. Vous êtes sorti du cercle vicieux de l'inertie qui bloquait vos métabolismes pour entrer dans le cercle vertueux de l'activité physique qui libère votre énergie.

Sports et autres activités

Dans la majorité des cas, lorsque vous ne marchez plus, vous n'avez pas non plus d'activité sportive. Retrouver le goût de la marche peut vous faire retrouver le goût du sport. Tous les sports sont autorisés aux diabétiques 2 avec cependant quelques nuances. Évidemment, chacun adaptera sa pratique à son âge ! Mais les choix sont parfois difficiles du fait que le diabète 2 se manifeste de plus en plus tôt. Il est clair que la réponse à ce choix n'est pas la même à 45 ans et à 65 ans ! Le simple bon sens permettra de trouver la solution.

Les sports d'endurance doivent être privilégiés. Le vélo et la natation doivent être placés en tête car ces deux sports induisent peu de traumatismes pour les articulations. Il n'en est pas de même pour la course qui peut être dommageable pour tous ceux qui souffrent de poussées d'arthrose. Les sports d'équipe (football, handball, rugby, volley-ball...) sont autorisés en évitant les compétitions, souvent trop violentes. Le tennis est un excellent sport pour le diabétique car la qualité du jeu permet d'économiser les déplacements et vous aménage ainsi des temps de repos. L'équitation est également un sport très compatible à condition d'éviter les chutes en choisissant des montures paisibles. Le tennis de table pour lequel on peut facilement doser la durée de la partie est un bon moyen de se remettre en activité. L'alpinisme est possible à condition d'être rigoureux sur les précautions concernant la surveillance des hypoglycémies qui ne doivent pas vous surprendre en pleine escalade. Les sports de combat sont plutôt déconseillés (boxe, catch, lutte) sauf le judo et le karaté. Si vous trouvez tous ces sports trop « remuants », vous pouvez enfin, avec grand profit, pratiquer le yoga, le stretching ou une gymnastique d'entretien.

Dans tous les cas, si vous désirez pratiquer un sport particulier et que vous ayez un doute, parlez-en à votre médecin qui saura vous renseigner.

Parmi les activités possibles, il ne faut pas oublier le jardinage et le bricolage.

Le jardinage implique, évidemment, d'avoir un jardin, ce qui est rare dans les grandes villes. Mais pour tous ceux qui habitent encore à la campagne et qui ont cette chance, il faut savoir qu'il s'agit d'une activité très bénéfique qui consomme beaucoup de calories et qui peut se pratiquer en alternant des rythmes lents et des rythmes rapides. Au début, vous aurez sûrement quelques douleurs articulaires, mais elles s'estomperont peu à peu et vous retrouverez une vraie souplesse. Vous aurez en plus la joie de consommer vos légumes frais de saison et vos herbes aromatiques.

Le bricolage a les mêmes vertus que le jardinage, à la seule différence qu'il se pratique souvent à l'intérieur. N'hésitez pas à repeindre votre appartement, à le réaménager, à faire de grands nettoyages et, selon vos capacités, à vous lancer dans ces travaux de réfection que vous remettiez depuis longtemps par fatigue ou par paresse. En redécouvrant vos capacités d'action, vous ferez du bien à votre corps.

Bénéfices obtenus

Il faut le répéter, très vite, vous allez perdre du poids et l'effet bénéfique sur les paramètres biologiques sera aussi rapide. Les résultats des mesures de la glycémie et de l'hémoglobine glyquée s'amélioreront, ce qui doit être pris comme un encouragement pour augmenter vos efforts.

Rappelez-vous enfin que le diabète 2 est une maladie de longue haleine et qu'il faut peu à peu acquérir la détermination d'un coureur de marathon pour en venir à bout.

Haro sur le « bidon »

La graisse viscérale est, pour le diabétique 2, un marqueur de risques cardiovasculaires très performant. Plus vous avez de graisse accumulée sous la ceinture, au niveau des organes abdominaux, estomac, duodénum, pancréas, foie, vésicule biliaire, intestin grêle, plus vous avez de risques de développer des maladies du cœur et des vaisseaux.

L'ennemi, c'est d'abord la graisse viscérale, qui est aussi celle dont il est le plus difficile de se débarrasser.

Graisse viscérale et graisse sous-cutanée

Un simple coup d'œil permet de s'apercevoir qu'il existe au moins deux types de répartition graisseuse chez l'être humain : une répartition sous-cutanée, fréquente chez la femme qui se lamente de sa « culotte de cheval » sur les fesses et sur les hanches mais aussi chez l'homme qui combat ses bourrelets abdominaux ou « poignées d'amour », et une répartition viscérale, souvent plus discrète, qui est à l'origine d'une bedaine plus ou moins importante dont l'arrondi ne rend pas fidèlement compte de l'importance de la colonisation graisseuse.

Cette dernière répartition viscérale correspond à l'obésité abdominale ou obésité « androïde », ainsi appelée parce qu'elle est plus fréquente chez l'homme. On ne comprend pas bien les mécanismes à l'origine de ce dépôt, en cet endroit particulier, au milieu des viscères abdominaux, autour de la veine porte. Mais on observe un lien avec certaines hormones, notamment le cortisol (l'hormone du stress), dont l'augmentation entraîne son accumulation. On observe aussi que celle-ci va de pair avec une baisse de la testostérone (hormone sexuelle mâle) et de l'hormone de croissance. Elle est également en relation avec le tabagisme, l'hypertension artérielle et certains troubles de la coagulation.

Impact de la graisse viscérale

Elle agit certainement par l'intermédiaire de la veine porte. En effet, cette très grosse veine qui véhicule tous les nutriments en provenance de l'intestin grêle vers le foie baigne littéralement dans la graisse viscérale. Elle reçoit donc en grandes quantités des acides gras libres en provenance des cellules graisseuses (adipocytes) qui vont se déverser, par le foie, dans le sang circulant. L'augmentation de la concentration de ces acides gras dans le sang est un facteur favorisant pour les maladies cardiovasculaires.

Il faut aussi considérer que les cellules graisseuses (les adipocytes), qui constituent cette graisse viscérale, représentent un véritable organe « endocrine » qui fabrique, sécrète dans le sang différentes hormones, notamment des cytokines, l'interleukine-6, des œstrogènes, et contribue aussi à augmenter la résistance à l'insuline.

On voit que cette graisse viscérale ne nous veut pas beaucoup de bien et qu'il faut tout faire pour s'en débarrasser.

Attention au sommeil

Des recherches récentes sur des groupes d'adultes jeunes ont montré que ceux qui dormaient moins de cinq heures par nuit avaient tendance à accumuler plus de graisse viscérale que ceux qui dormaient de six à sept heures. Cela peut paraître paradoxal, mais dormir peu favorise le stockage de cette graisse néfaste pour notre système cardiovasculaire.

Comment savoir ?

La simple prise du tour de taille suffit pour faire un diagnostic de quasi-certitude et commencer à mettre en œuvre des actions persévérantes pour en diminuer l'impact, voire la faire disparaître (*cf.* p. 60).

Mieux s'alimenter

Pas de régime miracle

L'homme moderne a tendance à être trop gros, trop gras. Cette situation favorise grandement la survenue du diabète 2. En même temps que l'intensification de l'exercice physique, la deuxième mesure à mettre en œuvre pour la prise en charge du diabète 2 est le retour à une alimentation meilleure. Mais changer son alimentation demande du temps. La plus grande erreur est de se lancer à corps perdu dans des programmes d'amaigrissement qui vous promettent tous la lune.

Pour perdre du poids, combien de fois faudra-t-il le répéter, il n'y a jamais eu de « régime miracle » malgré tous les livres sur ce sujet qui ne deviennent des best-sellers que grâce au désarroi des personnes en excès pondéral et aux habiles procédés de marketing qui en font la réclame. Quant au régime pour diabétique 2, on peut dire qu'il n'existe pas en ce sens que tous les êtres humains devraient manger comme des diabétiques 2 s'ils voulaient être en harmonie avec leur environnement et leurs systèmes de digestion, d'assimilation et de gestion de l'énergie.

Convivialité et partage

Concernant notre alimentation, le premier point sur lequel il faut insister est celui de repas considéré comme temps fort de la relation familiale. Les tracas de la vie quotidienne contemporaine nous ont fait perdre peu à peu le plaisir de manger ensemble au profit du sandwich avalé en dix minutes, des grignotages solitaires et trop fréquents ou du plateau-repas devant la télé. Manger ensemble, en famille, n'est pas une tradition archaïque et obsolète.

Le seul fait d'instituer ou de réinstaurer, avec votre entourage, des repas qui respectent la convivialité et créent une ambiance propice à l'échange et au partage, vous amènera à améliorer vote alimentation et donc à prendre en charge votre diabète 2.

Deux repères : « trop » et « mal »

Pendant des centaines de millénaires, l'homme a mangé n'importe quoi, ce qu'il trouvait occasionnellement, les restes de charognes, ce qu'il chassait, pêchait ou cueillait.

Depuis l'âge néolithique, il y a moins de dix mille ans, l'homme a inventé des systèmes de production de sa nourriture (culture, élevage puis industrie) qui lui ont permis, de plus en plus souvent, d'avoir l'abondance à sa disposition. Il en résulte deux comportements très néfastes pour la santé : il mange trop et il mange mal.

• L'homme mange trop

Comme pour tous les animaux, la nécessité de se nourrir pour survivre est inscrite au cœur de chaque cellule humaine. C'est un besoin vital qui a conditionné le quotidien de tous nos lointains ancêtres. Il n'est donc pas surprenant de constater que l'homme est incapable de contenir ses pulsions alimentaires maintenant que la nourriture lui est proposée en quantité souvent illimitée. Le plus souvent, l'homme se jette sur l'abondance. Et il le fait d'autant plus spontanément qu'il en a été privé par des famines ou par des situations géographiques défavorisées. Il le fait sans réfléchir pour satisfaire un besoin très primaire. Cela rend d'autant plus difficile la maîtrise de cette pulsion.

Génétiquement, l'homme n'est pas programmé pour manger beaucoup. Ceux qui ont été sélectionnés par les millions d'années d'évolution sont plutôt préparés biologiquement à supporter le manque, les disettes, les famines.

Changer d'alimentation, c'est donc d'abord s'efforcer de manger moins.

• L'homme mange mal

Lorsque l'homme avait très peu à manger, le risque n'était pas grand qu'il favorise un aliment plutôt qu'un autre ! De plus, notre corps sait très bien organiser la pénurie, beaucoup mieux que l'abondance. Enfin, la composition des aliments d'alors était très différente de celle des aliments produits par l'élevage, la culture et l'industrie. Pour ces trois raisons et bien que nous manquions de renseignements scientifiques sur ces périodes, il semble qu'un équilibre existait entre l'homme et la nature, équilibre qui, pour le moins, a permis la pérennité de l'espèce humaine.

Aujourd'hui, l'être humain a souvent l'embarras du choix pour son alimentation. Cette abondance a créé un déséquilibre très dommageable.

Changer d'alimentation, c'est donc aussi choisir ses aliments de façon à organiser un apport nutritionnel équilibré.

Mon avis

Pour nous qui sommes diabétiques 2, il est absolument capital de reconsidérer notre alimentation selon les deux critères exposés ci-dessus. C'est la seule façon de perdre du poids (ce qui est le plus souvent nécessaire) et de rééquilibrer notre diabète 2.

Manger moins demande un effort de chaque jour sur notre gourmandise et sur notre appétit qui est toujours trop développé chez les diabétiques. Il faut diminuer toutes nos portions, ce qui à terme diminue l'appétit. Nous devons nous efforcer de laisser un peu de nos aliments dans l'assiette même si nous avons « encore faim ». Il faut en effet se persuader que notre cerveau nous trompe parce que le système énergétique de tout notre corps est détraqué. La faim presque permanente est un symptôme fréquent dans le diabète 2 mais qui ne correspond à aucun besoin réel !

Répétez-vous sans cesse que vous mangez presque toujours trop ! (Cela est d'ailleurs vrai pour presque tous les humains qui vivent dans l'abondance, même les non-diabétiques.)

Manger mieux exigera aussi un effort réel pour apprendre à distinguer les classes d'aliments, leur composition, la répartition des différentes classes de nutriments, leurs intérêts respectifs, et leur distribution dans une ration alimentaire équilibrée. Ce livre essaiera de vous aider. Mais il vous faudra de la patience et de la constance avec cependant la certitude que votre équilibre glycémique en sera meilleur.

Dans cet effort, n'hésitez pas à vous faire aider par votre médecin, votre diabétologue et votre diététicien(ne), mais aussi par la lecture de certains livres dont, chemin faisant, je vous donnerai les références.

Les aliments

L'homme est omnivore

Contrairement à la plupart des mammifères qui sont soit végétariens (la vache, le mouton, l'éléphant), soit carnassiers (le lion, le chien, le loup), l'être humain est omnivore : il peut manger de tout. En clair, cela signifie que son organisme est apte à digérer et assimiler une grande majorité des autres êtres vivants sur terre, animaux et végétaux confondus, à l'exclusion de certains d'entre eux qui présentent une toxicité particulière. Dans la lutte pour la vie, c'est un avantage considérable.

Pendant des millions d'années, nos lointains ancêtres ont survécu en mangeant ce qu'ils trouvaient sur leur chemin, ce qu'ils chassaient à grand risque, ce qu'ils cueillaient, pêchaient ou recueillaient. Cette nourriture a longtemps été consommée crue. Depuis seulement quelques centaines de milliers d'années, l'homme maîtrise le feu. Il y a seulement dix mille ans, il a découvert et perfectionné la culture et l'élevage puis, beaucoup plus récemment, l'industrie. Il en résulte que, bien que l'homme n'ait pas beaucoup changé, les aliments d'aujourd'hui n'ont plus rien de commun avec ceux de nos ancêtres.

Les aliments aujourd'hui

De quoi parle-t-on lorsqu'on utilise aujourd'hui le mot « aliment » ? Selon l'OMS, « un aliment est une matière d'origine agricole ou industrielle dont la consommation sert d'abord à couvrir les besoins nutritionnels puis à maintenir l'individu dans l'état de santé au sens large du terme ».

• Aliments de base

On distingue plusieurs groupes d'aliments : les céréales (blé dur, froment, maïs, orge, riz, sarrasin…), les tubercules (pomme de terre, manioc, topinambour, patate…), les graines domestiques (haricot, fève, lentille, petit pois, pois chiche…), les graines industrielles et oléagineuses (arachide, colza, lin, olive, soja, tournesol…), les noix et amandes (amande, châtaigne, datte, noix, noisette…), les légumes verts (asperge, épinard, laitue, tomate, cresson, chou, courgette…), les épices et condiments (ail, oignon, céleri, coriandre, laurier, poivre…), les fruits (abricot, cerise, melon, orange, pêche, poire, pomme, prune, raisin…), les viandes (bœuf, mouton, porc, cheval, dinde, poulet, lapin…), les poissons (anguille, bar, hareng, maquereau, sardine, saumon, thon...), les œufs et laitages (œufs des différentes volailles, fromages...).

Tous ces aliments sont constitués, en proportions variables, d'un mélange de molécules qui appartiennent aux trois familles des sucres, des corps gras et des protéines. C'est l'équilibre des nutriments (*cf.* « Les nutriments », p. 116) du même nom (sucre, corps gras et protéines) que l'homme doit rechercher et choisir pour une bonne santé.

• Aliments transformés

L'industrie alimentaire va ajouter à la difficulté du choix en transformant profondément ces aliments pour des raisons de présentation, de conservation, d'emballage et de transport, de gourmandise (adaptation à la demande) ou de lucre (recherche du simple profit avec création et stimulation de la demande). L'industrie a même créé des produits totalement artificiels comme les boissons gazeuses hypersucrées et réputées « énergétiques ».

• Information et étiquetage

Les aliments industriels sont souvent des mélanges de plusieurs aliments de base. Dans les pays développés, il est obligatoire d'inscrire, sur l'étiquette du produit, la composition en aliments et en nutriments, en poids et en pourcentage ainsi que le prix par portion et au kilo. Ces informations permettent, en théorie, de sélectionner les produits achetés en fonction des besoins alimentaires, mais trop de personnes ne savent pas lire correctement ces indications. D'ailleurs, celles-ci sont-elles vraiment faites pour être « lisibles » ?

• Conseils de choix

Rappelons d'emblée que tous les aliments contiennent des sucres, des corps gras et des protéines (*cf.* « Les nutriments », p. 116) mais en proportions très variables de l'un à l'autre.

Un diabétique 2 doit donc être particulièrement vigilant pour le choix des produits alimentaires qu'il achète.

– Évitez d'acheter les produits « spéciaux pour diabétiques » vendus dans le commerce et notamment dans les magasins de diététique. Ils sont toujours chers et quasiment sans intérêt.

– Évitez d'acheter et donc de consommer toutes boissons alcoolisées. L'alcool est un sucre un peu spécial (!) qui apporte 7 cal/g et ne convient pas du tout à l'alimentation du diabétique 2. Évitez aussi les plats préparés qui contiennent de l'alcool. Ne vous autorisez qu'un peu de bon vin (rouge de préférence), de temps en temps, en petite quantité, ou une coupe de champagne.

– N'achetez jamais et ne consommez jamais toutes les boissons gazeuses type sodas.

– Apprenez à lire les étiquettes des produits et à utiliser les tables de composition des aliments. Cela demande un effort, mais assez vite vous connaîtrez par cœur la composition de la plupart de vos aliments. Cela vous aidera grandement pour faire votre marché.

– Rappelez-vous que votre ration quotidienne doit comporter environ 50 % de sucres (*cf.* « Les nutriments », p. 116). Vous choisirez alors de préférence des aliments contenant des sucres à index glucidique faible, notamment les féculents (*cf.* « L'index glucidique », p. 126).

– Rappelez-vous que les pommes de terre cuites libèrent beaucoup de glucose libre dans l'estomac, ce qui fait monter la glycémie très fortement. La pomme de terre n'est pas un très bon aliment pour le diabétique 2 et encore moins lorsqu'elles sont frites (à cause de l'huile cuite qui les imprègne).

– Rappelez-vous que votre ration quotidienne doit comporter environ de 35 à 40 % de corps gras. Peu à peu vous vous familiariserez avec les différents types d'acide gras et vous arriverez assez vite à équilibrer vos rations.

– Rappelez-vous que votre ration quotidienne doit comporter environ de 12 à 15 % de protéines. Vous pouvez acheter tous les types de viandes et de poissons (en tenant compte de leur part de corps gras), consommer des œufs et des fromages, en vous rappelant qu'un apport important de protéines le matin est souhaitable.

– Vous devez aussi consommer des légumes verts souvent et en quantité. Ils vous apportent beaucoup de micronutriments indispensables (*cf.* « Les micronutriments », p. 124).

– Vous devez aussi consommer des fruits, source de sucres (fructose) et de micronutriments, mais vous devez contrôler leur index glycémique (*cf.* ci-dessous « L'index glycémique »). En effet, certains fruits apportent des quantités de sucre relativement importantes.

– Évitez d'acheter et de consommer des confitures et du miel sauf en petites quantités au risque de voir votre glycémie monter brutalement.

– Essayez de bannir toutes les pâtisseries. Elles sont toujours très sucrées et très rapidement assimilées, ce qui se traduit par une montée rapide de la glycémie. De même, oubliez les bonbons, sucreries, chocolat et autres confiseries : vous en consommez toujours trop.

• Un premier essai

Efforcez-vous de respecter ces conseils simples pendant trois à six mois et comparez votre poids et votre régulation glycémique avant et après. Vous serez vite convaincu de leur intérêt.

Les nutriments

Les nutriments sont les éléments de base contenus en proportions variables dans les aliments. Ils sont tous nécessaires à l'entretien de l'organisme. Ils correspondent aux trois catégories de molécules dont nous avons déjà beaucoup parlé : les sucres, les corps gras et les protéines. Pour comprendre nos besoins alimentaires, il faut rappeler les notions fondamentales concernant ces trois grandes familles.

Les sucres

Les sucres sont essentiellement des aliments énergétiques. Pendant la digestion, beaucoup sont transformés en glucose, l'un des plus simples d'entre eux, molécule essentielle comme source d'énergie, comme carburant pour les cellules.

Un gramme de sucre libère 4 cal d'énergie.

L'alcool est un sucre particulier qui libère 7 cal/g. C'est donc, en théorie, une source importante d'énergie. Mais elle présente des inconvénients majeurs et elle est particulièrement contre-indiquée pour le diabétique 2. En effet, l'alcool perturbe la bonne régulation de la glycémie et, pris en excès, se transforme en réserve de graisses, ce qui est le contraire de l'objectif recherché. Il est donc recommandé d'en boire très peu et uniquement sous forme de vin (un verre par jour, au plus).

Pour un bon équilibre nutritionnel, les sucres doivent être présents à chaque repas. Il importe donc de vous familiariser peu à peu avec les teneurs en sucres des principaux aliments que vous mangez fréquemment. Le tableau ci-dessous, qui n'est pas exhaustif, vous y aidera.

Teneur en glucides des aliments

Teneur en glucides des aliments	**(en %)**
Lait et produits laitiers	
Fromage	0
Lait, yaourt, fromage blanc, petits-suisses nature	5
Lait aromatisé	10
Yaourt, petit-suisse aux fruits ou aromatisé, gélifié, crème dessert	15 à 20
Lait en poudre	50
Lait concentré non sucré	10

Lait concentré sucré	55
Viande, poissons, œufs, abats, charcuterie	
Tous	0
Pain, produits céréaliers, féculents	
Pain blanc, de seigle, viennois, azyme	50 à 55
Pain de mie, complet, au son	45 à 50
Biscottes, pain grillé, pain suédois, Craquottes	75 à 80
Biscottes complètes, pain Wasa	65
Farine de blé, seigle, Maïzena, rizine	70 à 75
Pâtes, semoule, maïs en grains : crus	75 à 80
Tapioca	85
Pâtes, riz, semoule : cuits	20
Pommes de terre	20
Frites, pommes sautées, croquettes	30
Chips	50
Pommes de terre déshydratées (flocons), fécule	80
Légumes secs (lentilles, pois chiches, haricots blancs, flageolets)	55 à 60
Lasagnes, raviolis, cannellonis, gnocchis, paella	10 à 15
Couscous, cassoulet, gratin dauphinois, quenelles, taboulé, tarte à l'oignon, aux champignons, au fromage, quiche, croque-monsieur, pizza	30
Flocons d'avoine, muesli, barres céréalières	65 à 70
Corn flakes	80
Riz soufflé, maïs soufflé, pop-corn au caramel	90
Croissant, brioche, pain au lait, gaufre	40 à 45
Pâte à choux, éclair	15 à 20
Crêpe, beignet, pâte feuilletée, pithiviers, tartes aux fruits	30 à 35
Pâte brisée, biscuit à la cuiller, génoise, quatre-quarts	40 à 45
Pudding, macaron, pâte sablée, cake	50 à 55
Madeleine, pain d'épice, boudoir, meringue, palmier	60 à 65
Sablé, petit-beurre	65 à 70
Biscuits apéritifs	65
Légumes verts	
Asperge, aubergine, batavia, bettes, brocolis, céleri feuille, champignon, chou, chou de Bruxelles, chou rouge, chou-fleur, chou blanc, choucroute, concombre, courgette, cresson, endives, épinards, haricots verts, haricots beurre, laitue, radis rose, scarole, tomate	2 à 5

Betteraves, céleri-rave, citrouille, cœur de palmier, fenouil, soja, mâche, navet, poireau, poivron, avocat	5 à 10
Ail, artichaut, carotte, échalote, oignon, petits pois, radis noir, salsifis, maïs en boîte, jardinière	10 à 15
Fruits	
Citron, coing, fraise, framboise, grenade, groseille, mandarine, melon, pamplemousse, pastèque, rhubarbe	5 à 10
Abricot, ananas, brugnon, cassis, kiwi, mangue, mirabelle, mûre, myrtille, orange, papaye, pêche, poire, pomme, prune, banane, cerise, figue, litchi, raisin, reine-claude	15 à 20
Fruits gras : amande, cacahuète, noisette, noix, noix de cajou, noix du Brésil, pistache	15 à 20
Fruits amylacés : marron, châtaigne	40
Fruits secs : banane sèche, pruneau, datte, raisin sec, figue sèche, abricot sec	65 à 70
Matières grasses	
Tous les corps gras : huile, beurre, margarine, crème fraîche, végétaline, saindoux, vinaigrette	0
Sucre et produits sucrés	
Sucre raffiné, de canne, roux, cassonade	100
Nougat, caramel	80
Miel	75
Gelée, confiture	65 à 70
Crème de marron, pâte d'amande	60 à 65
Pâte de fruits	55
Cacao sec en poudre, chocolat en poudre	40 à 45
Barre chocolatée biscuitée (Twix, Topset, etc.)	65
Barre chocolatée enrobée (Mars, Milky Way, etc.)	50 à 55
Glaces, sorbets, œufs à la neige	25 à 30
Mousse au chocolat	35 à 40
Riz au lait, semoule au lait	25
Bonbons	95
Fructose	100
Boissons	
Potage de légumes aux pâtes, au vermicelle	5
Jus de légumes	5
Jus de fruits	10 à 15
Soda, limonade, Coca-Cola	10 à 15
Sirop	70

Apéritif anisé, bière, cidre	5
Liqueur, vin cuit	10 à 15
Vin rouge, blanc	0
Whisky, vodka, rhum	0
Eaux minérales gazeuses	0
Produits allégés	
Yaourt, fromage blanc sans sucre à l'aspartam	5
Jus de fruits, soda light	0 à 5
Confiture light ou au fructose ou sans sucre	25 à 35
Chocolat sans sucre ou au fructose	35 à 40

Les corps gras

Les corps gras sont des aliments très énergétiques qui constituent une grande partie de nos réserves d'énergie stockées dans des cellules très spécialisées : les adipocytes.

Un apport de corps gras est nécessaire chaque jour car ils sont indispensables pour la structure des cellules dont ils constituent les membranes.

On distingue, dans la famille des corps gras, ceux qui sont saturés, ceux qui sont mono-insaturés et ceux qui sont polyinsaturés. Idéalement, ces trois types de corps gras doivent se trouver présents dans notre alimentation dans des proportions déterminées. Je vous conseille de ne pas vous préoccuper de cette recommandation lorsque vous commencez à changer votre alimentation. Un seul conseil important : si vous avez l'habitude de manger beaucoup de beurre, essayez de diminuer progressivement cette consommation au profit de l'huile d'olive.

Teneur en corps gras

Fromage et crème : teneur en corps gras	
Aliments	**% de graisses**
Fromage blanc ou petits-suisses	10
Fromage blanc ou petits-suisses à 0 %	0
Fromages allégés	10 à 15

Pont-l'évêque, saint-paulin, camembert, édam, brie, chaource...	20 à 25
Beaufort, morbier, roquefort, bleu, reblochon, carré de l'Est, coulommiers, emmental, gruyère, comté, cantal, saint-nectaire, crottin, saint-marcellin, munster, raclette, gouda, tomme...	25 à 30
Double et triple crème: Boursault, Boursin, Caprice des Dieux...	35 à 40

Un gramme de corps gras libère 9 cal d'énergie.

Repères

Corps gras dans les aliments		
Les corps gras saturés	**Les corps gras poly-insaturées**	**Les corps gras mono-insaturés**
Beurre, crème fraîche, saindoux, margarines ordinaires, Végétaline	Tournesol, maïs, noix, soja, pépins de raisin	Olive, arachide, colza, mélange de quatre huiles ordinaires (Isio 4)

Les protéines

Les protéines sont d'abord des aliments de structure en tant que molécules constitutives de nos muscles ou du tissu conjonctif. Elles jouent aussi un rôle capital dans toutes les réactions métaboliques puisque toutes les enzymes sont de nature protéique. Elles constituent également les anticorps et participent donc aux défenses de l'organisme. Un apport de protéines est nécessaire chaque jour à choisir dans la liste ci-dessous.

Teneur en protéines

Teneur en protéines des aliments (en gr/100 gr)	
Protéines animales	
Poissons	13-20
Viandes rouges ou blanches	18-22
Œuf	6-7
Lait	3,5

Lait et fromages	
Lait	3,5
Parmesan	35
Gruyère	30
Emmental	29
Camembert	21
Protéines végétales	
Pois cassés secs	33
Germes de blé	26
Cacahuètes	25
Lentilles sèches	23
Haricots secs	21
Pois chiches secs	20
Cacao en poudre	20
Amandes	18
Farine de blé	12-14
Pâtes	10
Lentilles cuites	8
Pain	8
Tofu	7
Lait de soja	3
Riz	2,2

Le corps n'utilise les protéines comme source d'énergie que lorsqu'il a épuisé les deux précédentes, les sucres et les lipides.

Un gramme de protéine libère 4 cal d'énergie.

L'eau

L'eau est tellement essentielle à la vie terrestre qu'il aurait sans doute été préférable de la placer en tête de cette liste. Cependant, l'eau n'apporte aucune calorie. On ne peut donc dire qu'il s'agit d'un nutriment et, en même temps, pratiquement tous les nutriments baignent dans de l'eau!

Lorsque vous mangez, vous ingérez toujours beaucoup d'eau contenue dans les aliments. Cependant, il est recommandé de boire chaque jour de 1,5 à 2 litres d'eau ou de liquide à base d'eau.

Quantités respectives

Comme je l'ai déjà écrit précédemment, vous devez composer vos repas de manière à apporter chacun des nutriments dans les proportions suivantes :

Sucres : 50 %

Corps gras (lipides) : 35 à 40 %

Protéines : 12 à 15 %

Notez que, pour les corps gras (lipides), la quantité de 35 à 40 % est une nouveauté. Elle date de 2010 et représente une augmentation de 5 % sur la quantité précédemment préconisée.

Mon avis

Le respect de ces recommandations peut vous paraître une tâche insurmontable ! En effet, chaque aliment contient les trois nutriments dans des proportions très variables. Faudrait-il donc connaître par cœur la composition de tous les aliments ? Il n'en est rien, heureusement. Dans la pratique, les choses sont assez simples. Il suffit d'avoir une alimentation régulièrement diversifiée, c'est-à-dire de manger de tout, pour que, le plus souvent, l'équilibre soit atteint.

Cela ne doit pas vous empêcher d'apprendre, peu à peu, la composition des principaux aliments et de vous exercer à calculer, de tête, vos portions. Pour un diabétique 2, c'est un excellent exercice qui vous permettra de beaucoup mieux contrôler votre glycémie.

Vous compléterez cet exercice par l'étude de l'index glycémique (*cf.* ci-dessous) pour mieux sélectionner vos aliments.

Nota : Les tableaux de composition des aliments sont extraits du livre du Pr Grimaldi, *Guide pratique du diabète* (Masson, 4e édition, 2009).

Les micronutriments

Les micronutriments sont des ions ou des molécules indispensables, en très petites quantités, au bon fonctionnement de toutes les réactions biochimiques de nos cellules. Certains sont indispensables pour diminuer le fort degré d'oxydation induit par la consommation de l'oxygène, en luttant contre les radicaux libres. Ils n'apportent aucune calorie, ne sont donc pas directement source d'énergie, mais participent fréquemment à l'extraction de l'énergie contenue dans les nutriments (*cf.* « Les nutriments », p. 116).

Les micronutriments sont regroupés en trois familles : les vitamines, les oligoéléments et les antioxydants.

Les vitamines

• Définition

On appelle « vitamines » des molécules organiques sans valeur énergétique, contenues dans tous les organismes (micro-organismes, végétaux et animaux), où elles sont présentes en très petites quantités, ce qui rend leur dosage difficile. Ces molécules sont biodégradables. Elles jouent un rôle de cocatalyseur, ce qui signifie qu'elles participent au bon déroulement des milliards de réactions biochimiques qui se déroulent à chaque seconde chez tous les êtres vivants.

Elles peuvent travailler en synergie avec les oligoéléments et les antioxydants.

• Quelles vitamines ?

On classe les vitamines en deux groupes, les vitamines hydrosolubles (solubles dans l'eau) et les vitamines liposolubles (solubles dans les corps gras).

Les vitamines hydrosolubles sont : la vitamine C et les vitamines du groupe B : B1 ou thiamine, B2 ou riboflavine, B3 ou vitamine PP ou acide nicotinique, B5 ou acide pantothénique, B6 ou pyridoxine, B8 ou biotine, B9 ou acide folique, B12 ou cobalamine.

Les vitamines liposolubles sont : la vitamine A, la vitamine D, la vitamine E, la vitamine K.

Les oligoéléments

• Définition

On appelle oligoéléments des métaux ou des métalloïdes sans valeur énergétique, contenus dans tous les organismes (micro-organismes, végétaux et animaux), où ils se trouvent le plus souvent sous forme ionisée (chargés électriquement) et où ils sont présents en très petites quantités et même parfois à l'état de traces (en anglais, on les nomme « *trace element* » !), ce qui rend leur dosage difficile. Ces oligoéléments ne sont pas biodégradables. Ils peuvent donc être réutilisés après leur emploi dans une réaction. Ils jouent un rôle de cocatalyseur, ce qui signifie qu'ils sont indispensables au bon déroulement des milliards de réactions biochimiques qui se déroulent à chaque seconde chez tous les êtres vivants.

Ils peuvent travailler en synergie avec les vitamines et les antioxydants.

• Quels oligoéléments ?

Parmi les mieux connus, citons : le manganèse, le fer, le cuivre, le zinc, le sélénium, l'iode, le cobalt, le fluor, le chrome, le molybdène.

Les antioxydants

• Définition

On regroupe sous le vocable « antioxydants » plusieurs types de molécules qui ont pour fonction commune de lutter contre les radicaux libres produits en excès au cours des réactions d'oxydoréduction liées à l'utilisation de l'oxygène par nos cellules. La plupart appartiennent à la grande famille des flavonoïdes et sont essentiellement présents dans les plantes dont ils constituent les pigments. Ils sont indispensables au bon déroulement des milliards de réactions biochimiques des cellules de l'organisme.

Micronutriments et ration alimentaire

Tous les micronutriments sont apportés par l'alimentation mais chacun dans des proportions très différentes selon la nature des aliments. Pour satisfaire nos besoins quotidiens en micronutriments, il est donc nécessaire d'avoir une alimentation très diversifiée.

Mon avis

Pour les diabétiques 2 que nous sommes, un apport équilibré en micronutriments est essentiel car il semble que les travaux de recherche récents accordent une grande importance à l'inflammation chronique comme cause fortement favorisante pour le diabète 2. En effet, nos défenses contre cette inflammation chronique qui favorise la résistance à l'insuline font largement appel aux micronutriments.

Alimentation et index glycémique

Comprendre l'index glycémique (IG)

La notion d'index glycémique est fondamentale pour le diabétique 2. Elle va vous permettre, progressivement, de changer votre alimentation en toute connaissance de cause. Votre alimentation va devenir « intelligente » et adaptée à vos besoins réels. Vous allez très vite en retirer des bénéfices en parvenant à maintenir votre glycémie dans les limites normales.

L'index glycémique est une mesure qui permet de définir la qualité d'un sucre. Pourquoi est-il important de définir la qualité des différents sucres contenus dans notre alimentation ? Parce que, à quantités égales ingérées, ceux-ci n'agissent pas de la même façon sur notre glycémie.

Pourquoi agissent-ils de façon différente sur la glycémie? Parce qu'ils ne sont pas digérés à la même vitesse!

On comprend facilement qu'un sucre digéré lentement (c'est-à-dire transformé lentement en glucose) fera monter la glycémie plus lentement qu'un sucre digéré rapidement (c'est-à-dire transformé rapidement en glucose)! Je vous rappelle que notre objectif majeur est de maintenir notre glycémie dans les limites normales de 0,70 à 1,50 g/l.

Ainsi, l'index glycémique mesure la vitesse de la digestion des sucres. De cette façon, l'index glycémique mesure l'influence des sucres contenus dans un aliment sur le taux de glucose du sang (glycémie).

Intérêt de l'index glycémique

On voit immédiatement l'immense avantage que cela représente pour un diabétique 2 dont le problème majeur est de pallier les insuffisances de son système de régulation de la glycémie. Si vous pouvez choisir des aliments dont vous savez, de façon certaine, qu'ils ne libéreront leurs molécules de glucose que progressivement, cela vous permet de minimiser considérablement les fluctuations de votre glycémie.

Un exemple: les lentilles et les pommes de terre contiennent de l'amidon qui, par la digestion, se transforme en de nombreuses molécules de glucose directement assimilables dans le sang. On peut mesurer que l'index glucidique des lentilles est de 29 alors que celui des pommes de terre cuites à l'eau est de 88. Cela veut dire que les pommes de terre cuites à l'eau libèrent trois fois plus vite leur glucose que les lentilles.

Remarquons en passant qu'il en est de même pour la plupart des « légumineuses », qui sont donc particulièrement recommandées aux diabétiques 2.

Mesure de l'index glycémique

On n'utilise bien que ce que l'on a bien compris. Il importe donc d'expliquer ce que veut dire ce chiffre de 29 pour les lentilles et de 88 pour les pommes de terre.

Ce qu'il faut oublier

La notion d'index glycémique est relativement récente dans son application. Elle a environ dix années d'existence.

Auparavant, on enseignait qu'il existait des sucres rapides et des sucres lents et que cela correspondait, en gros, aux sucres simples et aux sucres complexes. Cela apparaissait comme une évidence : plus une molécule est petite, plus elle est transformée vite, donc assimilée vite ; plus une molécule est grosse, plus il lui faut du temps pour être transformée, donc pour être assimilée. Comme beaucoup d'évidences non vérifiées, celle-ci était fausse. Cela n'a pas empêché nos bons maîtres de la faculté de médecine de nous l'enseigner ! Cela prouve, une fois de plus, que la médecine progresse et qu'il faut être vigilant pour éviter que des erreurs ne perdurent. Il faut donc oublier la notion de sucres lents et de sucres rapides et la remplacer par celle d'index glycémique.

Je ne donnerai qu'un exemple mais il est très probant.

L'index glycémique du fructose, un sucre simple composé d'une seule petite molécule et présent dans la majorité des fruits, est de 19 alors que le pain blanc qui ne contient comme sucre que de l'amidon, un sucre complexe fait d'une longue chaîne de molécules de glucose, a pour index glycémique 75 ! Cela signifie que les enzymes de notre système digestif mettent beaucoup plus de temps à transformer le fructose en glucose que le pain blanc en glucose.

Index des principaux aliments

Aliments	Index glycémique (en %)	Aliments	Index glycémique (en %)
Glucose pur	100	Orange	40
Banane	50	Pain blanc	95
Betterave	60	Pain complet	70
Boulgour	48	Pain de seigle	60
Carottes cuites	50	Pâtes	45
Cerise	20	Petit pois	50
Chips	60	Pizza au fromage	60
Chocolat au lait	40	Poire	38
Confiture fraise	56	Pomme	38
Croissant	67	Pommes de terre à l'eau	100
Dattes	100	Pommes de terre au four	85
Flageolets	30	Pommes de terre nouvelles	75
Frites	75	Prunes	40
Fructose pur	20	Purée	80
Gaufres	76	Raisin	55
Haricots blancs	38	Raisins secs	65
Jus d'orange sans sucre	50	Riz basmati	60
Lactose pur	46	Riz blanc	90
Lait écrémé	32	Soja	15
Lait entier	31	Yaourt aux fruits	40
Lentilles	30	Yaourt nature	25
Miel	90		

Un livre référence

Dès que vous allez vraiment prendre en charge votre diabète 2, vous voudrez en savoir plus concernant l'index glycémique et surtout avoir à votre disposition un tableau plus complet de ses valeurs. Le livre le plus complet, et même un peu « trop complet » pour un débutant, est le suivant : *L'Index glycémique, un allié pour mieux manger* du Pr Jennie Brand-Miller, édité chez Marabout.

Je vous conseille de l'utiliser pour ses nombreux tableaux et de le lire par morceaux selon vos besoins et selon votre degré de compréhension de la maladie.

Charge glycémique

Définition

Une fois que vous serez familiarisé avec l'index glycémique, il vous sera aisé de passer à la notion de charge glycémique qui le complète et permet d'accroître son efficacité. C'est très simple : il faut pour cela considérer à la fois la valeur de l'index glycémique de l'aliment et la quantité de sucre que contient cet aliment.

Un exemple

La pastèque est une sorte de melon d'Espagne à la chair rouge, particulièrement rafraîchissante et savoureuse à consommer en été. Les chiffres qui nous intéressent pour la pastèque sont les suivants :

Index glycémique : 72.

Teneur en sucres d'une portion de 100 g : 5 g.

Charge glycémique pour 100 g : 3,6 g.

Si l'on ne considère que l'index glycémique qui est élevé, la première réaction est de se méfier de ce fruit puisque nous voyons que le sucre qu'il contient est très facilement assimilable. Mais si nous considérons en même temps sa teneur en sucre, nous voyons que la quantité de sucre que nous allons ingérer est forcément faible à moins d'en manger des quantités très importantes. La conclusion est qu'un diabétique 2 peut manger sans se priver de la pastèque !

Calcul de la charge glycémique

Il est simple. Pour arriver au chiffre annoncé de 3,6 pour la pastèque, il suffit de multiplier le chiffre de l'index par celui de la teneur en sucre et de diviser par 100. Soit (5 × 72)/100 = 3,6.

Tables des charges glycémiques

Vous trouverez dans *L'Index glycémique, un allié pour mieux manger,* du Pr Jennie Brand-Miller, une liste utile des charges glycémiques pour différents aliments. Je vous conseille de vous y reporter.

Digestion de l'amidon

L'amidon est un sucre complexe très répandu chez la plupart des végétaux et notamment présent dans la majorité des légumes que nous mangeons, particulièrement dans les féculents. Il est rare que nous passions une seule journée sans en manger. J'insiste donc sur ce nutriment.

La molécule d'amidon est une longue chaîne de petites molécules identiques, le glucose. Donc, lorsque vous mangez de l'amidon en avalant des pommes de terre, des lentilles, du riz, des pâtes alimentaires ou du pain, vous mangez potentiellement du glucose… ce qui est excellent pour pouvoir produire votre énergie.

Dans l'estomac et le duodénum, sous l'action des différents sucs de la digestion (liquides sécrétés par l'estomac, le pancréas, le foie, le duodénum), cette chaîne d'amidon est « découpée » en ces éléments constitutifs, donc en molécules de glucose ainsi « libérées », et celles-ci passent alors dans le sang au fur et à mesure de leur « libération ».

Pour un sujet diabétique 2, il est essentiel de comprendre que la montée de sa glycémie, et l'apparition d'une éventuelle hyperglycémie après un repas, dépend (entre autres facteurs) de la vitesse avec laquelle les chaînes d'amidon sont découpées. Plus les molécules de glucose sont libérées rapidement, plus elles passent rapidement dans le sang. Sous cet afflux, votre pancréas doit réagir en sécrétant plus de molécules d'insuline au niveau des cellules ß des îlots de Langerhans. Si ces cellules très spécialisées ne peuvent pas répondre à cette demande accrue, votre glycémie augmente dans des proportions anormales.

Heureusement pour les diabétiques 2, comme les chaînes d'amidon contenues dans les différents légumes ou fruits ne sont pas toutes découpées avec la même vitesse, leurs molécules de glucose ne sont pas assimilées avec la même vitesse. Vous allez donc pouvoir jouer sur ce facteur.

Prenons un exemple très simple et très illustratif, celui de la banane.

Une banane ne contient pratiquement que 75 % d'eau et 25 % d'amidon. Ainsi, lorsque vous mangez une banane de 100 g, vous ingurgitez 25 g d'amidon, c'est-à-dire potentiellement 25 g de glucose puisque l'amidon va se transformer obligatoirement en glucose dans votre tube digestif. Mais la vitesse de transformation dépend de l'état de mûrissement de la banane.

Une banane qui la peau encore verte et qui est très ferme ne contient presque que de l'amidon à l'état pur. En revanche, en mûrissant, l'amidon de la banane commence à se fractionner. Manger une banane très mûre revient donc à manger de l'amidon mélangé à beaucoup de molécules de glucose. Ce glucose libre sera alors très rapidement assimilé dans le sang. En conséquence, une banane mûre fera monter la glycémie beaucoup plus rapidement qu'une banane peu mûre.

Je conseille donc très vivement à tous les diabétiques 2 qui aiment les bananes de toujours les choisir le moins mûres possible.

Les fibres alimentaires

Les fibres alimentaires sont naturellement contenues dans les aliments que nous mangeons, mais, du fait des traitements subis par ceux-ci avant d'être consommés, elles sont souvent en quantité insuffisante. Il faut donc augmenter la consommation de céréales, de légumes et de fruits pour atteindre 30 g de fibres par jour.

Les bénéfices attendus concernent une diminution de la constipation et une protection contre les grandes maladies de civilisation : diabète 2, maladies cardiovasculaires, maladies articulaires et cancers.

Définition

Les fibres alimentaires sont des substances qui résistent à la digestion et à l'absorption dans l'intestin grêle et subissent une fermentation totale ou partielle dans le côlon. On les appelait autrefois des aliments de lest.

Grande variété

Cette définition fonctionnelle permet de regrouper tous les constituants des parois des cellules végétales dont la plupart sont des sucres plus ou moins complexes. Il s'agit de la cellulose, des hémicelluloses, des polyfructoses, des galacto-oligosaccharides, des gommes, des mucilages, des pectines et de la lignine.

La cellulose est la fibre la plus courante. Non soluble dans l'eau, elle est peu dégradée par les bactéries du côlon. Les aliments riches en cellulose sont : le son, les légumineuses, les racines en général, les choux, l'enveloppe des graines, les pommes. À partir de la cellulose, l'industrie alimentaire fabrique des molécules dérivées qui sont ajoutées à certains aliments pour modifier leur texture, leur consistance ou leur apparence.

Les hémicelluloses sont souvent associées à des gommes ou à des mucilages. On les trouve surtout dans le son de blé et les céréales complètes.

Les pectines jouent un rôle de ciment cellulaire entre les cellules des plantes. Elles absorbent de grandes quantités d'eau. Les bactéries du côlon les métabolisent presque entièrement. Les agrumes, les carottes, les tomates, les pommes, les framboises sont riches en pectines.

Les gommes sont sécrétées par les plantes soit naturellement, soit à la suite d'un traumatisme. Elles sont naturellement présentes dans les flocons d'avoine, l'orge, les légumineuses. Les gommes les plus utilisées dans l'industrie alimentaire sont la gomme arabique, la gomme de guar, la gomme de karaya.

Les polysaccharides des algues sont l'agar-agar, les carraghénanes et les alginates. Ils augmentent la viscosité des desserts et des boissons lactées.

L'inuline est la réserve glucidique des végétaux qui n'accumulent pas l'amidon. C'est le cas du topinambour, de la patate douce, des salsifis, du poireau, de la chicorée. L'inuline a un bon pouvoir gélifiant. On peut l'employer en tant que substitut de matière grasse.

Les fructo-oligosaccharides, proches de l'inuline, sont des prébiotiques. Leur fermentation par les bactéries coliques est totale et elle entretient leur croissance.

La lignine n'est pas un sucre. Elle n'est pas du tout digérée dans le côlon.

Sources et carences

Tous les végétaux contiennent des fibres alimentaires : les céréales, les féculents, les légumes et les fruits secs ou frais. Leur quantité varie avec la teneur en eau et en amidon du produit. Il est donc habituel d'exprimer les résultats par rapport à la matière sèche. Dans ces conditions, on trouve de 8 à 10 % de fibres dans les fruits, de 10 à 12 % dans les graines de céréales, de 15 à 30 % dans les légumes.

En un siècle, la quantité de fibres ingérée quotidiennement a diminué de 30 à 50 %. Cela est dû notamment au raffinement des produits céréaliers. Ainsi, le pain blanc est de deux à trois fois moins riche en fibres (et en minéraux) que le pain complet. De plus, la consommation du pain en général et des légumes secs a été considérablement réduite.

De ce fait, l'effet protecteur des fibres est devenu très insuffisant.

Fibres et micronutriments

Il faut également rappeler que les fibres des végétaux sont toujours associées à des micronutriments (vitamines, minéraux, oligoéléments, antioxydants) indispensables à la santé. Selon la nature de ces végétaux, micronutriments et fibres seront différents et dans des proportions différentes. Une grande diversité dans l'alimentation est donc souhaitable.

Toutes les instances de prévention recommandent d'ingérer au moins cinq ou, encore mieux, dix portions de fruits et légumes différents par jour.

Propriétés des fibres

Les fibres alimentaires sont classées en deux groupes en fonction de leur solubilité dans l'eau, mais elles ont toutes un pouvoir d'absorption et de rétention d'eau.

Les fibres insolubles sont les plus nombreuses. Il s'agit en majorité des fibres en provenance de la paroi des cellules végétales : cellulose, lignines, une partie des hémicelluloses. Elles ont un fort pouvoir d'hydratation. En se gorgeant d'eau, elles créent un effet d'encombrement intestinal qui accélère le transit en augmentant le volume fécal.

Les fibres solubles sont les pectines, les gommes, les mucilages et le reste des hémicelluloses. Elles forment des solutions visqueuses ou des gels qui augmentent le temps nécessaire à la vidange gastrique, développent la sensation de satiété et séquestrent certains nutriments en les rendant donc moins absorbables.

Les fibres sont impliquées dans :

– L'accélération du transit

L'augmentation de fibres dans l'alimentation a un effet laxatif certain : le volume fécal et le poids des matières éliminées augmentent, le temps de transit est réduit, la fréquence des selles augmente, la régularité de la défécation s'améliore, les selles deviennent moins dures: On peut corrélativement mesurer une augmentation des populations de la microflore intestinale, un changement bénéfique dans la distribution des espèces de cette microflore et un abaissement du pH des matières contenues dans le côlon.

L'enrichissement de la ration alimentaire en fibres est donc d'une grande efficacité pour lutter contre la constipation.

– La régulation du cholestérol

De nombreuses études portant sur les fibres alimentaires solubles ont montré une réduction significative du cholestérol sérique associée à une augmentation de leur apport. Cela a un effet préventif sur les maladies cardiovasculaires.

– La régulation de la glycémie

Les fibres alimentaires solubles exercent un effet sur la régulation de la glycémie en diminuant les besoins en insuline et en augmentant la sensibilité des cellules musculaires à l'insuline.

– La fermentation colique et l'énergie

Contrairement à l'idée souvent admise que les fibres n'ont pas de valeur énergétique, les travaux récents ont montré que les bactéries du côlon étaient capables de dégrader certains des sucres les constituant et de produire ainsi des acides gras qui contribuent à l'entretien et à la croissance de la microflore. Ces mêmes acides gras fournissent de l'énergie aux cellules de la muqueuse du côlon et, par voie sanguine, à certaines cellules de l'organisme.

Notons également que certaines fibres diminuent la biodisponibilité des autres nutriments et, en conséquence, la valeur énergétique de l'aliment qui les contient.

Combien de fibres par jour ?

La consommation actuelle moyenne journalière de fibres alimentaires est de 17 à 18 g chez les adultes. La répartition selon la provenance est la suivante : 50 % céréales, 32 % légumes, 16 % fruits et 2 % légumes secs. Plusieurs études épidémiologiques ont montré un abaissement net des risques relatifs à plusieurs grandes pathologies au-dessus de 25 g par jour.

La quantité préconisée est donc de 30 g par jour.

Mon avis

Il faut certainement introduire plus de fibres alimentaires dans les rations du diabétique 2. Cependant, l'augmentation des fibres dans la ration alimentaire doit se faire de manière progressive. En effet, un apport massif peut entraîner des effets secondaires indésirables tels que diarrhées, ballonnements et flatulences.

De plus, compte tenu du pouvoir de rétention d'eau des fibres, on doit boire au moins de 1,5 à 2 litres d'eau fractionnés dans la journée.

Le rythme des repas

Régimes et gourous

La littérature est d'une abondance et d'une diversité incomparables sur le thème des régimes, du rythme des repas, des aliments à choisir en fonction des heures... voire des groupes sanguins ! Beaucoup d'auteurs jouent aux savants, voire aux gourous, et prennent des positions d'autant plus tranchées qu'elles ne sont jamais confortées par des preuves scientifiques.

La dernière sottise à la mode consiste à proclamer que la relation que l'homme entretient avec la nourriture est une forme d'addiction, c'est-à-dire une forme d'accoutumance induite par la prise d'alimentation elle-même comme dans le cas d'une drogue ! S'il est certain qu'il existe des cas de relation à la nourriture qui relèvent de la psychiatrie, il faut cependant dire avec force que, pour tous les êtres vivants, la fonction de nutrition est essentielle et dépend de leur structure et de leur type de fonctionnement. Un être vivant doit impérativement s'alimenter pour survivre. D'ailleurs, la privation totale de nourriture conduit inéluctablement à la mort.

Cette fonction essentielle est tellement forte en nous que le spectre du manque de nourriture est sans doute une des craintes les plus violentes pour tous les êtres vivants. Il y a beaucoup encore à chercher et à trouver pour aider tous les humains, et singulièrement les diabétiques 2, à maîtriser leurs pulsions de faim et d'alimentation. De plus, au cours des siècles, au cours de l'évolution, cette pulsion a conduit à la sélection des sujets les plus aptes à résister au manque… ce qui aujourd'hui n'est sans doute plus un avantage.

Pourtant, un certain nombre de règles simples alliant le bon sens et les meilleures connaissances de la nutrition permettent toujours d'obtenir d'excellents résultats… à condition de respecter les rythmes biologiques.

Un proverbe pour diabétique

La sagesse populaire fournit souvent des proverbes et autres dictons qui correspondent à des observations séculaires de bon sens. Celles-ci sont parfois vérifiées par la science contemporaine. Concernant le rythme des repas, le proverbe le plus adapté à la santé humaine en général et au diabète 2 en particulier est le suivant : « Efforce-toi d'avoir le matin un repas de roi, à midi un repas de prince et le soir un repas de pauvre. »

En termes concrets, il signifie : « Mange un solide repas le matin, normalement à midi, très peu le soir. »

Les connaissances actuelles concernant les rythmes de sécrétion des différentes hormones du corps permettent de justifier cette proposition. Sans entrer dans de longues explications, sachez que la pratique quotidienne confirme l'intérêt d'une telle affirmation. Vous pouvez d'ailleurs l'expérimenter sans délai.

Remplir l'estomac

Manger différemment

Vous êtes diabétique 2 et vous savez que votre glycémie augmente trop après les repas. Que pouvez-vous faire pour ralentir le passage du sucre (glucose) à partir du bol alimentaire contenu dans votre estomac vers le sang artériel ? En effet, dans votre cas, ce glucose a tendance à être absorbé trop vite. Mais, plus vous ralentirez ce mouvement normal, plus vous ferez durer l'assimilation des sucres et plus votre corps aura du temps pour réagir et notamment pour mobiliser son insuline afin de faire entrer le glucose dans les cellules musculaires et graisseuses.

La réponse est simple : il faut encombrer votre estomac avec autre chose que du sucre et notamment avec des protéines et des végétaux contenant beaucoup de fibres.

Pourquoi ? Pour expliquer ce principe simple, le Pr André Grimaldi prend une comparaison très imagée. Lorsque, vers dix-huit heures, il arrive que la place de la Concorde à Paris soit encombrée par des milliers de voitures, la vitesse de circulation de toutes ces voitures est très réduite et il n'y a alors aucun avantage à avoir une voiture puissante ou un vieux tacot. Il en est de même dans votre estomac lorsque vous le remplissez avec de nombreuses molécules différentes, le glucose a de la peine à se frayer un chemin vers le sang artériel car il est « en compétition » avec toutes les autres. Il ne s'agit pas de vous bourrer l'estomac jusqu'à l'indigestion, il s'agit de manger des repas complets en évitant, par exemple, de commencer par un gros morceau de pain blanc qui ne contient que de l'amidon très facilement assimilable.

Mon avis

La règle précédente est évidemment à appliquer dès le diagnostic de diabète 2, lorsque votre médecin vous a préconisé de simples mesures d'hygiène et de diététique.

Mais elle reste valable si vous prenez des médicaments comme la metformine, les sulfamides hypoglycémiants ou les glinides (*cf.* « Médicaments du diabète 2 », p. 145). En effet, ces remèdes sont là pour vous aider à régler votre glycémie, mais ils le feront d'autant mieux que vous faciliterez leur action. C'est du simple bon sens. Plus vous leur laisserez la possibilité d'agir, c'est-à-dire le temps de passer dans le sang alors que le passage des sucres est ralenti, mieux ils agiront.

Pratiquement, si les remèdes ne vous occasionnent pas de troubles secondaires digestifs, prenez-les au début du repas avant de manger. Puis absorbez vos aliments en essayant de commencer par ceux qui contiennent le plus de protéines associées à des légumes verts afin de bien remplir votre estomac. Les sucres, de préférence à index glycémique bas, seront pris ensuite ainsi que les fruits qui sont relativement sucrés.

Le cru et le cuit

L'utilisation du feu

Les dernières traces d'hominidés retrouvées par les paléontologues peuvent être datées de plusieurs millions d'années (5 à 10 millions). Même si les renseignements recueillis sont insuffisants pour décrire en détail le mode d'alimentation de ces lointains ancêtres, on peut être sûr qu'ils n'ont commencé à utiliser le feu pour cuire leurs aliments qu'assez tardivement, il y a environ 750 000 à 400 000 ans, l'imprécision de ces chiffres étant due, évidemment, aux difficultés de la datation. La maîtrise du feu semble n'être intervenue qu'il y a 250 000 ans.

Les hommes d'avant cette époque mangeaient tous leurs aliments crus. On peut donc dire que leur système digestif était adapté à cette situation. Ils devaient digérer la nourriture qu'ils avaient ingérée crue, pour pouvoir l'assimiler.

L'utilisation du feu ne s'est sûrement pas répandue sur la surface du globe comme une traînée de poudre et l'on peut imaginer que des hommes nomades ont parfois eu beaucoup de mal à protéger cette formidable découverte pour pouvoir l'utiliser facilement au quotidien. Même les hommes de Cro-Magnon (il y a 50 000 ans) ne devaient pas toujours manger une alimentation cuite.

On peut donc penser que l'homme n'utilise le feu de façon régulière que depuis 10 000 ans, tout au plus. Cet homme-là, notre ancêtre récent, qui a vécu la révolution néolithique, présentait le même patrimoine génétique que le nôtre et était donc encore très adapté à manger des aliments crus.

Différence entre le cuit et le cru

• Faciliter la digestion

La première vertu que l'on attribue à la cuisson est de dégrader les molécules alimentaires complexes en libérant des molécules plus simples qui deviendront assimilables ou seront plus faciles à digérer.

Ainsi, les céréales ne sont comestibles qu'une fois cuites. La maîtrise du feu en même temps que celle de la culture des céréales a ainsi permis à l'homme de diminuer le risque de famine qui a longtemps perturbé sa survie. De même, d'autres substances très utiles ne deviennent biodisponibles qu'une fois cuites : ainsi le lycopène de la tomate ou les caroténoïdes de certains légumes.

• Les inconvénients

La cuisson présente des inconvénients. Elle entraîne la destruction d'une partie des micronutriments qui ont une importance qualitative considérable, vitamines, minéraux, oligoéléments et antioxydants. Elle détruit la plupart des enzymes contenues dans les légumes, ce qui fait dire à certains que les aliments cuits sont des aliments « morts » ! Ainsi, les partisans du « cru » préconisent de manger des céréales germées qui sont devenues assimilables grâce à la germination.

• La cuisson est-elle un avantage ?

Aucun animal n'utilise le feu pour cuire ses aliments et l'homme reste biologiquement très proche des animaux. L'homme est donc le seul animal à utiliser la cuisson.

Dans ce contexte et en l'absence d'un travail scientifique sérieux sur ce sujet, il est vraiment difficile, voire impossible, de dire si la cuisson des aliments a apporté un « plus » à l'humanité ou au contraire créé des troubles dont seraient issues certaines maladies de civilisation dont le diabète 2. Une expérimentation comparée sur deux groupes de volontaires serait pourtant possible mais, à ma connaissance, n'a jamais été faite sérieusement.

Il faut aussi remarquer que, pendant quelques millénaires, l'humanité a bien survécu en combinant le cru et le cuit. La nouveauté, aujourd'hui, est surtout apportée par l'alimentation industrielle, qui conditionne des aliments trop raffinés, peut-être responsables d'une grande partie des maladies de civilisation.

L'acquisition du cuit pourrait alors avoir été un progrès dans l'évolution de l'homme, progrès qui aurait été dévoyé.

Le crudivorisme

Ici, il faut dire un mot sur cette pratique élaborée par un Suisse nommé Guy-Claude Burger, gourou d'une secte qui recommande la consommation exclusive de produits crus dont chacun ferait le choix en fonction de son instinct.

Le choix de ce type d'alimentation peut, peut-être, être argumenté en tenant compte, en partie, de notre patrimoine héréditaire, mais en revanche la dérive sectaire qui consiste à prescrire cette méthode de façon exclusive pour guérir des maladies comme les cancers, le sida et le diabète est évidemment à dénoncer vigoureusement. D'ailleurs, à cause de telles incitations, Burger a été condamné deux fois pour exercice illégal de la médecine après que des accidents graves sont survenus sur des patients trop crédules.

Mon avis

Pour donner un conseil après cette courte analyse critique, bien qu'il n'y ait aucun travail scientifique qui puisse accréditer ce point de vue, je serais assez favorable à inciter les diabétiques 2 à manger des produits crus ou peu cuits, assez souvent (au moins une ou deux fois par jour). Et cela suite à ma propre expérience.

Non pas, évidemment, pour suivre les élucubrations des gourous du type Burger qui prônent le crudivorisme, mais pour offrir à notre système digestif des produits plus naturels, non trafiqués industriellement, non mélangés et non précuits, contenant des fibres intactes et donc plus longs à digérer, ce qui ralentit la vitesse de pénétration des nutriments.

Rappelez-vous qu'un diabétique 2 a toujours intérêt à « encombrer » un peu son estomac pour ralentir l'assimilation du glucose dont son organisme ne sait pas gérer l'afflux en trop grandes quantités.

Manger à l'extérieur

Les nombreux conseils et indications qui précèdent sont assez faciles à respecter chez soi. Est-ce à dire que le diabétique 2 serait condamné à ne plus avoir de vie sociale, à ne plus manger à la cantine ou dans le restaurant de l'entreprise ?

Évidemment, il n'en est rien. Vous devez faire en sorte de vous adapter de telle façon que votre vie sociale subisse le moins de contrecoups possibles du fait de votre diabète 2. Pour cela, il faut vous efforcer de repérer au plus vite une gamme d'aliments qu'il est préférable de choisir et de vous y tenir lorsque vous ne mangez pas à domicile. Dans un restaurant, les menus comme les cartes offrent toutes les possibilités et vous n'aurez aucun problème. Dans les cantines d'administration ou d'entreprise, les choix sont plus restreints, mais très souvent sont proposés des « menus pour diabétiques » préparés par des diététiciens. Bien que je récuse ce terme de « menu pour diabétiques », je vous conseille d'en demander la composition et de le préférer aux autres plats s'il satisfait votre goût. Son élaboration tient certainement compte de vos difficultés à « gérer votre énergie de diabétique 2 ».

Pour ceux d'entre vous qui prennent des médicaments (la majorité), je vous conseille de ne pas oublier d'avoir toujours sur vous quelques comprimés de chacun de ceux que vous devez prendre avant les repas. Ils seront d'autant plus utiles que vous serez amené à faire un petit excès.

Un livre

Je ne résiste pas au plaisir de vous conseiller un livre pour clore cette longue partie sur votre alimentation. Il s'agit d'un ouvrage écrit à quatre mains par un artiste peintre aquarelliste et une diabétologue : Yves de Saint Jean et le Dr Valérie Gouze-Gaillard, *Le Gourmet diabétique* (Éditions Vinarelle, 2010).

Outre les illustrations parfaites et la structure générale de l'ouvrage très pratique à consulter, il présente l'intérêt d'avoir été écrit par un diabétique (comme je l'indique au début, c'est également mon cas) et contrôlé par une spécialiste. À quelques détails près, je suis en accord avec ce qui est proposé, et les 672 menus associés aux 290 recettes énoncées vous aideront sûrement à mieux maîtriser votre alimentation.

5

Médicaments du diabète 2

Le traitement du diabète s'est considérablement amélioré depuis la découverte de l'insuline en 1921. On compte aujourd'hui six familles de remèdes et l'insuline présente sous différentes formes. Je place l'insuline à part car, à la différence d'un médicament, elle est un substitut hormonal utilisé pour remplacer notre propre insuline absente, insuffisante ou défaillante.

Chacune des familles de remèdes possède ses indications et votre médecin vous a prescrit ou vous prescrira les médicaments les plus adaptés à votre cas. Si vous le lui demandez, il vous expliquera leur action particulière et la logique des prises selon les heures de la journée et selon vos repas.

Mais je dois, encore une fois, insister sur la nécessité, préalable à tout traitement médicamenteux, de mettre en œuvre un vrai programme de lutte contre la sédentarité et de réorientation de votre alimentation sur le plan quantitatif et sur le plan qualitatif. Vos médicaments seront d'autant plus efficaces que ces deux mesures seront effectives.

Effet des remèdes

Il est important de savoir quels sont les critères exigés pour qu'un remède issu de la recherche pharmaceutique obtienne, de la part des pouvoirs publics, une AMM (Autorisation de Mise sur le Marché) ou voie celle-ci prolongée.

En premier lieu, il est nécessaire qu'il ait une action nette pour réguler la glycémie en aidant, par différents moyens, nos cellules à absorber le glucose et en empêchant ainsi les hyperglycémies tout en induisant le moins possible de risques d'effets secondaires et notamment d'hypoglycémies.

En deuxième lieu (et il s'agit d'une exigence plus récente), il est nécessaire qu'il ait une action à la baisse, sur le risque cardiovasculaire. En effet, il est maintenant bien établi (*cf.* « Les complications du diabète 2 », p. 69) que l'hyperglycémie est toxique pour les artères et que les complications les plus graves du diabète 2 sont vasculaires. Lutter contre celles-ci est un impératif absolu.

On pourrait penser que ces deux effets sont obligatoirement corrélés, le premier entraînant le second. Il n'en est rien et l'histoire de la rosiglitazone doit vous en convaincre (*cf.* ci-dessous « Les glitazones »).

Glycémie normale

Le but du traitement du diabète 2 est de maintenir votre glycémie proche de la normale ou au plus proche possible du chiffre normal en vous évitant les pics d'hyperglycémie ou d'hypoglycémie. Ceux-ci sont, en effet, agressifs pour vos artères. Pour éviter la détérioration progressive des petites et des grosses artères (appelées « microangiopathie » et « macroangiopathie »), vous devez tout faire pour garder votre glycémie dans les limites de 0,70 à 1,40 g/l. Pour obtenir ce résultat, vous devez respecter le mieux possible les posologies et les horaires des prises.

Pour vérifier ce résultat, vous devez faire mesurer le taux de votre hémoglobine glyquée par un laboratoire d'analyses biologiques tous les quatre ou six mois. Votre médecin vous prescrira régulièrement cette analyse.

Vous devez ainsi vous convaincre qu'il n'y a aucune raison, aujourd'hui, avec la connaissance que nous avons du diabète 2 et avec les remèdes à notre disposition, pour que votre glycémie ne soit pas maintenue dans des limites compatibles avec une vie normale et une longévité prolongée sans complications majeures.

Pour cela, je ne cesserai de vous répéter qu'il faut prendre en charge votre diabète 2. Vous devez vous sentir concerné par votre corps qui vous joue un sale tour en adoptant, avec ce diabète 2, un mode de fonctionnement risqué et vous devez tout faire pour le ramener dans le droit chemin. Les prescriptions d'hygiène de vie et les médicaments vous aideront dans ce sens.

INSULINE, PREMIER APERÇU

L'insuline a été découverte en 1921 et, depuis cette date mémorable pour tous les diabétiques de la planète, l'industrie pharmaceutique n'a cessé d'améliorer les préparations utilisables, d'abord pour purifier les insulines d'origine animale, puis pour réussir à produire une insuline « humaine », c'est-à-dire une molécule d'insuline identique à celle fabriquée par les cellules ß de nos îlots de Langerhans par l'utilisation du génie génétique.

La dernière mise au point, qui tarde à aboutir (le problème est complexe !), d'une insuline par prise orale sera un nouveau grand pas pour le confort des diabétiques.

Différentes insulines

Une des difficultés majeures concernant le traitement par l'insuline est celle de sa durée d'action. En effet, l'idéal pour compenser l'insuffisance des cellules ß de notre pancréas serait de mettre à la disposition de notre organisme une source permanente d'insuline dans laquelle il pourrait puiser en fonction de ses besoins, besoins qui sont éminemment variables!

Ce problème de fond auquel sont confrontés tous les pharmacologues depuis bientôt un siècle n'est toujours pas complètement résolu. Cependant, de très gros progrès ont été réalisés.

Très vite des « insulines retards » ou « semi-retards » (*cf.* « Le passage à l'insuline », p. 176) ont été mises au point. Ces préparations délivrent l'hormone progressivement, ce qui permet de compenser les brusques augmentations de la demande à l'occasion d'une ingestion massive de sucre. Elles ont chacune leurs indications, qui doivent être très personnalisées.

Aujourd'hui, les patients ont à leur disposition des pompes à insuline implantées qui délivrent l'hormone facilement dès que le patient le désire. Il existe même des pompes régulées par la mesure automatique de la glycémie en continu.

Mon avis

Les différentes insulines sont présentées dans le paragraphe « Le passage à l'insuline ». Je voudrais ici commencer à insister sur un point crucial: étant moi-même diabétique 2 non insuliné mais aussi médecin, j'ai une conscience très aiguë de ce que représente cette décision prise par votre généraliste ou votre diabétologue – décision que vous devez accepter – de commencer à vous piquer quotidiennement.

Je vous conseille donc de vous y préparer tranquillement en faisant tout pour l'éviter tant que cela est raisonnablement possible. Il est, en effet, très difficile de pronostiquer quel sujet devra être un jour insuliné. Mieux vaut donc prévoir cela comme une échéance normale dans le cursus de votre maladie. Et peut-être que d'ici là, l'insuline par voie orale sera une réalité?

Différents modes d'action

Avant de décrire en détail chaque famille de remèdes, il importe d'insister sur un point crucial pour comprendre la stratégie de prescription que suivra votre médecin généraliste ou votre diabétologue.

Chaque famille de remèdes n'a pas le même mode d'action et ces actions peuvent être complémentaires mais ne le sont pas toujours. Le choix d'un traitement tient le plus grand compte de cette caractéristique.

Une vue d'ensemble résumée de cette question donne les informations suivantes : les sulfamides stimulent la fabrication d'insuline, le metformine agit en réduisant la production de glucose par le foie et en facilitant le travail des récepteurs à l'insuline, les glinides agissent comme les sulfamides en stimulant la fabrication d'insuline, les inhibiteurs des alphaglucosidases ralentissent l'arrivée du glucose dans le sang, les glitazones améliorent la sensibilité des cellules à l'insuline et entraînent une redistribution des graisses, les incrétinomimétiques stimulent la sécrétion d'insuline en diminuant l'appétit.

Selon les aspects de votre diabète 2, que vous découvrirez peu à peu avec votre médecin, un ou deux voire trois remèdes peuvent être indiqués à des quantités et selon des horaires bien codifiés. Vous devez vous efforcer d'en comprendre la logique car c'est la meilleure façon pour vous de ne pas « oublier » de vous soigner.

Les sulfamides

Tous les sulfamides hypoglycémiants sont des molécules chimiques fabriquées par l'industrie pharmaceutique. Ce sont les médicaments les plus anciennement utilisés (après l'insuline) contre le diabète.

Mode d'action

Les sulfamides hypoglycémiants stimulent la fabrication de l'insuline par les cellules ß des îlots de Langerhans du pancréas. Cela signifie qu'ils agissent directement pour augmenter le nombre de molécules d'insuline circulant dans le sang. Bien que l'on sache que, chez les diabétiques 2, le fonctionnement de l'insuline est défectueux, cette stimulation de la sécrétion d'insuline favorise la capture du glucose par les cellules (notamment les cellules musculaires et adipeuses) et induit donc une diminution de la glycémie (taux de glucose dans le sang). À moyen terme, ils font également baisser le taux d'hémoglobine glyquée.

Leur puissance d'action diminue au cours de l'évolution de la maladie. On considère par ailleurs qu'il y a une perte de la réponse aux « insulinosécréteurs » de 5 % des diabétiques 2 par an.

Quel sulfamide ?

Votre médecin, s'il a décidé de vous prescrire un sulfamide hypoglycémiant, le choisira parmi les noms commerciaux suivants (le nom de la molécule chimique est entre parenthèses) :

Amarel (glimépiride), Daonil (glibenclamide), Diamicron (gliclazide), Euglucan (glibenclamide), Glibénèse (glipizide), Glucidoral (carbutamide), Glutril (glibomuride), Hémi-Daonil (glibenclamide), Minidiab (glipizide), Miglucan (glibenclamide), Ozidia (glipizide), Glipizide Gé.

Ces produits ont le même mode d'action, mais ils ne sont pas équivalents. Toutes ces molécules, qui appartiennent à la même famille chimique, sont différentes concernant leur rapidité de pénétration, leur durée d'action et la capacité qu'a l'organisme de les éliminer dans un temps variable.

Modalités de prises

Vous commencerez toujours par des posologies faibles que vous augmenterez progressivement sur un ou deux mois. Votre médecin traitant vous inscrira sans doute cela sur l'ordonnance.

L'horaire et le nombre de prises varieront selon la demi-vie de la molécule. On appelle demi-vie d'une molécule étrangère introduite dans votre organisme le temps qu'il faut pour réduire de moitié sa concentration dans votre sang. Généralement, plus la demi-vie d'un remède est longue, moins il faut prendre de ce remède en quantité et en fréquence. Mais il y a quelques surprises (*cf.* ci-dessous, le Daonil).

Les demi-vies des différents sulfamides hypoglycémiants sont toutes différentes. Certains doivent donc être pris plusieurs fois par jour, d'autres une seule fois. Vous devez respecter ces modalités pour obtenir l'efficacité maximale. Votre médecin vous y aidera. N'hésitez pas à lui demander des précisions.

Les sulfamides hypoglycémiants se prennent plutôt avant les repas. Si un jour vous ne mangez pas ou si vous mangez très peu, votre médecin vous dira qu'il vaut mieux ne pas prendre ce remède. Ne soyez pas étonné, l'explication est simple : en stimulant la production d'insuline, vous risquez, dans cette situation, de faire trop baisser votre glycémie car, en l'absence d'alimentation, vous n'avez pas apporté de sucres à votre organisme. Vous pourriez alors avoir un malaise hypoglycémique (*cf.* « Coma hypoglycémique », p. 95).

Certains sulfamides hypoglycémiants ont une durée d'action suffisamment longue pour permettre leur administration en deux prises voire en une seule prise quotidienne. C'est un atout car cela permet de « sauter » la prise du midi, qui est souvent oubliée par le patient. Un bon moyen de « gérer » l'utilisation des sulfamides hypoglycémiants est d'en contrôler les effets par l'autosurveillance de la glycémie à l'aide du glucomètre dont votre médecin vous apprendra l'utilisation très simple.

Effets secondaires

Deux effets secondaires des sulfamides hypoglycémiants sont à considérer avec attention : la prise de poids et l'hypoglycémie.

Prise de poids

Elle est secondaire à l'insulinosécrétion et on l'observe également chez les patients traités par l'insuline. Elle est cependant généralement modeste : 2 à 3 kilos. Toutefois, elle va à l'encontre de la prescription de perte de poids réclamée à la plupart des diabétiques 2, qui sont le plus souvent en excès de poids.

Hypoglycémie

Le risque est réel pour toutes les molécules de sulfamides. Il est cependant plus important avec les sulfamides à durée d'action très longue. Notez le cas particulier du Daonil (glibenclamide) qui, malgré une demi-vie courte de cinq heures, a une durée d'action prolongée de plus de vingt-quatre heures, ce qui a conduit les laboratoires à proposer des comprimés à demi-dose (Hémi-Daonil).

L'incidence des hypoglycémies sévères est de 0,2 pour 1 000 personnes traitées. Dans 5 à 10 % des cas, elle conduit au décès ou à des séquelles cérébrales. Dans 75 % des cas, il s'agit de diabétiques 2 de plus de 65 ans. Ces chiffres ne doivent pas faire considérer ces remèdes comme dangereux mais doivent inciter les diabétiques 2 à plus d'attention et les médecins à cibler de façon plus convaincante leurs recommandations.

Autres effets

Comme toutes les molécules de la famille des sulfamides, les sulfamides hypoglycémiants peuvent provoquer: une allergie surtout cutanée, des troubles sanguins et une hépatite grave. Ces accidents sont connus et répertoriés depuis longtemps. Ils sont rares.

Sujets à risques et contre-indications

Trois types de malades sont particulièrement à risques: les personnes âgées (plus de 65 ans), les malades dénutris et les insuffisants rénaux. Les doses de sulfamides sont donc généralement diminuées chez les personnes âgées et chez les personnes dont les reins fonctionnent mal.

Ils sont contre-indiqués chez les femmes enceintes (risques pour le fœtus), chez les allergiques aux autres sulfamides, chez les insuffisants rénaux, chez les alcooliques avec cirrhose du foie.

Associer ou éviter ?

On peut les associer avec la metformine, les inhibiteurs des alphaglucosidases, les incrétinomimétiques, les glitazones qui ont des mécanismes d'action différents et complémentaires.

Évitez d'associer deux sulfamides hypoglycémiants. Cela n'augmentera pas l'action de baisse de la glycémie, mais en revanche cela risque de majorer les effets toxiques. De même, il ne faut pas les associer avec les glinides (*cf.* ci-dessous) qui ont le même mode d'action: il faut donc choisir sulfamide ou glinide.

Évitez d'associer avec d'autres remèdes qui pourraient potentialiser (augmenter) l'action du sulfamide. Votre médecin traitant y veillera.

Évitez des posologies élevées qui, paradoxalement, peuvent provoquer une perte de l'efficacité du produit.

Bilan rapide

• Aspects « plus »

Les sulfamides hypoglycémiants sont des remèdes au rapport bénéfices/risques très correct si l'on respecte leurs modalités d'utilisation.

Nous disposons d'un recul d'utilisation très appréciable de plus de cinquante ans avec des dizaines de millions de diabétiques 2 traités.

Ils sont le plus souvent utilisés en deuxième intention en association avec la metformine dont ils sont parfaitement complémentaires.

• Aspects « moins »

Le risque de survenue d'hypoglycémie, qui reste très minime si les précautions d'utilisations sont respectées.

L'absence de démonstration directe d'un bénéfice sur le plan cardiovasculaire.

La prise de poids, qu'il faut minimiser voire inverser par une alimentation adaptée.

En pratique

Globalement, de bons remèdes très « éprouvés ». Il faut bien observer : prises progressives au début, respect strict de la posologie, respect des contre-indications, autosurveillance de la glycémie.

La metformine

La metformine est un produit obtenu par synthèse chimique dans l'industrie pharmaceutique. C'est un médicament ancien mais très éprouvé et toujours d'actualité. Il est utilisé depuis plus de cinquante ans.

Mode d'action

La metformine est inefficace en cas d'absence d'insuline. Elle ne peut donc être prescrite qu'en cas de diabète 2 et pas de diabète 1.

La metformine agit en diminuant la production de glucose par le foie à partir de sa réserve de glycogène. Il s'agit donc d'un remède « antihyperglycémiant ». Cela veut dire qu'il empêche le foie d'envoyer du glucose dans le sang circulant. Elle agit aussi en sensibilisant les récepteurs de l'insuline sur les membranes des cellules musculaires et graisseuses ; autrement dit, elle favorise l'entrée du glucose dans ces cellules.

Quelle metformine ?

Votre médecin s'il a décidé de vous prescrire de la metformine choisira parmi les noms commerciaux suivants : Glucophage, Stagid, Metformine générique. Les comprimés disponibles sont dosés à 500, 850 et 1 000 mg. Ces trois produits sont équivalents. Dans les trois cas, il s'agit de la même molécule de metformine. Seules les quantités de produit par comprimés changent de 500 à 1 000 mg.

Récemment (2008), une association de metformine et d'un sulfamide hypoglycémiant, le glibenclamide, a été commercialisée sous le nom Glucovance. Ce remède se présente sous deux formes : une association de metformine 500 mg et de glibenclamide 2,5 mg et une association de metformine 500 mg et de glibenclamide 5 mg. Votre médecin choisira.

Une histoire chaotique

La metformine appartient à la famille chimique des « biguanides », substances dérivées de la guanidine elle-même obtenue depuis 1844 par oxydation du guano (le guano est le nom donné aux excréments d'oiseaux accumulés sur les îles et qui forment un excellent engrais phosphaté et nitré). La première molécule de biguanide fut fabriquée en 1879. Il faut attendre 1910 pour que Kössel découvre ses propriétés hypoglycémiantes.

Il est intéressant de noter que la guanine est une des molécules actives de la *galega officinalis* (le lilas d'Espagne) connue et utilisée depuis le Moyen Âge pour ses vertus hypoglycémiantes.

La guanidine chimique s'est rapidement révélée trop toxique. Des produits dérivés sont alors recherchés, mais l'intérêt de cette recherche est éclipsé par la découverte en 1921 de l'insuline et son utilisation avec succès dès 1922.

Il faut alors attendre l'année 1957 pour qu'un premier produit de la famille des biguanides, la metformine, soit mis sur le marché en France. La même année, la phenformine est commercialisée aux États-Unis et la buformine en Allemagne.

En 1976, la phenformine est retirée du marché aux États-Unis à la suite de plusieurs cas d'acidose lactique mortelle et de travaux indiquant une augmentation des décès cardiovasculaires pendant son utilisation.

La metformine continue sa carrière en Europe après contrôle et confirmation qu'elle est peu toxique et que, dans son cas, le risque d'acidose lactique est très réduit. Malgré cela, elle ne reçoit l'approbation des autorités sanitaires américaines qu'en 1995.

Modalités de prises

L'idéal est de prendre la metformine au milieu ou à la fin du repas. Votre médecin définira avec vous la répartition des prises le plus souvent en deux ou trois fois à raison d'un comprimé de 850 mg avant ou au milieu des principaux repas. Ces modalités pourront être changées en fonction des contrôles glycémiques que vous pourrez effectuer. Si vous présentez une hyperglycémie forte après le repas, la dose de metformine peut être portée à 1 000 mg.

Effets secondaires

L'inconvénient le plus fréquemment observé est la mauvaise tolérance digestive. Vous pouvez présenter un inconfort abdominal, des nausées au moment des repas, des crampes au creux de l'estomac, des diarrhées. Pour éviter ces désagréments, je vous recommande de commencer par une posologie de 500 mg par jour et d'augmenter progressivement. Votre médecin établira avec vous un calendrier de « montée en puissance » pour arriver, éventuellement, à un maximum de 3 g par jour.

Sujets à risques et contre-indications

Les malades insuffisants rénaux ne doivent pas prendre de metformine.

Il faut interrompre obligatoirement les prises de metformine au moins quarante-huit heures avant une radio avec produits de contraste (c'est le cas pour une radio des reins) et d'une façon générale avant une intervention chirurgicale.

Associer ou éviter ?

La metformine peut être associée aux représentants de chacune des autres familles d'hypoglycémiants.

Bilan rapide

• Aspects « plus »

Il s'agit d'un remède dont on observe et connaît les effets depuis cinquante-trois ans sur des millions de diabétiques 2 traités.

Son mode d'action original, pas encore totalement décrypté, mais dont on sait qu'il favorise l'action de l'insuline au niveau des récepteurs de la cellule en facilitant ainsi l'entrée du glucose dans celle-ci.

• Aspect « moins »

Les désagréments digestifs au début de son utilisation.

En pratique

Excellent remède de première prescription lorsque l'application des consignes d'hygiène de vie ne suffisent pas à ramener l'HbA1c à 7 ou 6,5.

Les glinides

Les glinides sont des produits obtenus par synthèse chimique dans l'industrie pharmaceutique.

Mode d'action

Les glinides agissent comme les sulfamides hypoglycémiants en stimulant les cellules ß des îlots de Langerhans du pancréas pour qu'elles sécrètent plus d'insuline. Cependant, leur puissance d'action semble un peu inférieure à celle des sulfamides. Ils sont très rapidement absorbés par la muqueuse gastro-intestinale. Enfin, ils présentent l'avantage de ne pas vous exposer au risque d'hypoglycémie majeure.

Quel glinide ?

Votre médecin, s'il a décidé de vous prescrire un glinide, le choisira parmi les noms commerciaux suivants : Novonorm (répaglinide) en France ou Starlix (natéglinide) dans d'autres pays que la France. Cependant, le Starlix, qui n'est pas commercialisé en France, devrait désormais être écarté des prescriptions. En effet, une enquête publiée en mars 2010 montre qu'il n'a pas d'effets positifs sur la progression du diabète 2 !

Modalités de prises

La durée d'action des glinides est brève car ils sont rapidement éliminés. Il faut donc les prendre au début de chaque repas. Les comprimés de Novonorm sont dosés à 0,5, 1 et 2 mg. Votre médecin adaptera la posologie en fonction des résultats obtenus. Pour vérifier les résultats, l'autocontrôle de la glycémie par le glucomètre est recommandé.

Effets secondaires

Le premier effet secondaire est le risque de survenue d'une d'hypoglycémie même si celui-ci est beaucoup moins fréquent que dans le cas des sulfamides hypoglycémiants. Lorsqu'elle survient, elle est plus courte et moins intense.

De plus, on a signalé un risque d'allergies cutanées et quelques douleurs abdominales.

Sujets à risques et contre-indications

Les contre-indications sont l'insuffisance rénale si elle est sévère, l'insuffisance hépatique et la grossesse.

Associer ou éviter ?

Il ne faut pas associer un glinide et un sulfamide hypoglycémiant en cas de perte d'activité de celui-ci car cela n'apporte aucun bénéfice sur l'insulinosécrétion.

En revanche, ils peuvent être associés à tous les autres remèdes antidiabétiques.

Bilan rapide

• Aspect « plus »

Les glinides ont un effet insulinosécréteur avec un risque moindre d'hypoglycémie que les sulfamides. Contrairement à ceux-ci, ils ne provoquent pas de prise de poids.

• Aspect « moins »

Les glinides nécessitent une prise avant chaque repas du fait de leur durée d'action courte. Ils ne devront pas être pris si vous sautez un repas.

En pratique

Petit remède qui peut être utilisé comme alternative aux sulfamides hypoglycémiants du fait de l'absence de prise de poids et du moindre risque d'hypoglycémie. Il permet de diminuer la poussée d'hyperglycémie qui suit souvent le repas chez le diabétique 2.

LES INHIBITEURS DES ALPHAGLUCOSIDASES

Les inhibiteurs des alphaglucosidases sont des produits obtenus par synthèse chimique dans l'industrie pharmaceutique.

Mode d'action

Les inhibiteurs des alphaglucosidases n'ont pas d'action sur la sécrétion d'insuline par le pancréas. Ils n'agissent pas non plus sur la sensibilité des cellules musculaires ou des adipocytes (cellules graisseuses) à l'insuline. Leur action reste localisée au tube digestif. Ils diminuent l'absorption du glucose par l'intestin en empêchant l'action de l'alphaglucosidase, une enzyme qui libère le glucose contenu dans les sucres et notamment dans l'amidon de l'alimentation.

Comment ça marche ?

La plupart des sucres de l'alimentation sont constitués de chaînes plus ou moins longues de molécules de glucose attachées les unes aux autres. Il en est ainsi pour les chaînes d'amidon que l'on trouve dans tous les végétaux et surtout les légumineuses et les féculents. Notre organisme doit donc

« découper » ces longues chaînes pour « libérer » les molécules de glucose qu'elles contiennent afin de les rendre disponibles pour passer dans le sang et ensuite entrer dans les cellules musculaires et graisseuses.

Ce travail de découpage est assuré par des enzymes appelées alphaglucosidases. Les remèdes appelés inhibiteurs des alphaglucosidases ont la propriété de se fixer sur le site de découpage des chaînes d'amidon et donc d'empêcher l'action de l'enzyme. On comprend alors que ce remède doit être avalé avant les aliments (donc avant tout repas) pour être prêt à agir en compétition avec les enzymes. Dans ces conditions, une partie des sucres alimentaires poursuivront leur route dans l'estomac, le duodénum et l'intestin sans être découpés ou en étant découpés avec retard. Certains seront éliminés dans les selles et d'autres seront finalement atteints par les enzymes mais avec retard.

On voit que le résultat final est un ralentissement important de la pénétration du glucose dans le sang et une diminution de sa quantité.

Quel inhibiteur ?

Votre médecin, s'il a décidé de vous prescrire un inhibiteur des alphaglucosidases, choisira parmi les deux noms commerciaux suivants : Glucor (acarbose) et Diastabol (miglitol).

Il faut noter que ces médicaments sont particulièrement indiqués si votre hyperglycémie est principalement élevée après le repas.

Modalités de prises

Les comprimés des deux spécialités existent en dosage 50 et 100 mg. Il semble que le dosage à 50 mg soit suffisant.

Il faut donc s'y tenir pour suivre la règle de bon sens qui impose de ne jamais utiliser de médicaments en surcharge.

En raison de son mode d'action très particulier, ce produit doit être pris avant le repas ou au tout début du repas puisqu'il doit entrer en compétition avec les enzymes (alphaglucosidases) qui libèrent le glucose à partir de l'amidon ou d'autres sucres alimentaires.

La dose maximale recommandée est de trois comprimés par jour avant les trois principaux repas.

Effets secondaires

L'inconvénient majeur de ce remède est l'apparition de flatulences, de douleurs digestives et de diarrhées. Ces troubles sont la conséquence de l'interruption de digestion des sucres alimentaires qui stagnent dans le tube digestif et continuent leur chemin dans l'intestin où ils sont alors « attaqués » par les bactéries qui s'en nourrissent et les transforment notamment en gaz.

Il faut cependant remarquer qu'une bonne adaptation survient au bout de quelques jours ou de quelques semaines surtout si l'on respecte le principe d'augmenter progressivement les doses.

Sujets à risques et contre-indications

Il n'y a pas de sujets à risques pour ce type de remède. Les seules contre-indications concernent les sujets dont le système digestif est trop fragile pour s'adapter à la perturbation provoquée par le mécanisme d'action des inhibiteurs des alphaglucosidases.

Associer ou éviter ?

Les inhibiteurs des alphaglucosidases peuvent être associés aux biguanides, aux sulfamides hypoglycémiants et aux glinides dont ils sont complémentaires. Leur association aux glitazones et aux incrétinomimétiques est logique, mais il y a peu d'études qui en relatent les effets.

Bilan rapide

• Aspects « plus »

Le remède, en abaissant l'hyperglycémie qui suit le repas, facilite la sécrétion de l'insuline et diminue la résistance des cellules à celle-ci. Il permet ainsi de rompre le « cercle vicieux » qui, suite à l'hyperglycémie, entraîne une diminution de la sécrétion de l'insuline et une insulinorésistance qui aggravent l'hyperglycémie !

De plus, le remède ne franchit pas la barrière digestive. Il ne peut donc pas avoir de toxicité générale sur l'organisme.

• Aspect « moins »

Les effets secondaires sur la digestion, du moins au début du traitement.

En pratique

Un très bon remède pour les patients (c'est la majorité) qui arrivent à s'y adapter sans trop d'effets secondaires.

Les glitazones

Les glitazones, encore appelées thiazolidinediones, sont des produits obtenus par synthèse chimique dans l'industrie pharmaceutique.

Mode d'action

Ces médicaments assez récents ont un mode d'action original, novateur et qui a suscité de grands espoirs. Nous verrons qu'ils suscitent aussi de vraies inquiétudes.

Côté innovation, il faut noter qu'ils contribuent à améliorer la sensibilité des cellules musculaires et graisseuses à l'insuline et facilitent ainsi la captation du glucose. Mais surtout ils provoquent une redistribution des graisses en augmentant la graisse sous-cutanée et en diminuant la graisse viscérale et celle stockée dans le foie et les cellules musculaires. Ce résultat est particulièrement intéressant puisque la graisse viscérale apparaît aujourd'hui comme fortement responsable du déclenchement et de l'entretien du diabète 2. Enfin, la rosiglitazone a montré un effet protecteur sur la fonction sécrétrice de la cellule ß du pancréas.

Côté inquiétude, les effets secondaires de la rosiglitazone, notamment sur le plan cardiovasculaire, viennent de conduire à son retrait du marché (*cf.* ci-dessous). La pioglitazone reste sous surveillance.

Quelle glitazone ?

Votre médecin, s'il avait décidé de vous prescrire une glitazone, aurait choisi parmi les noms commerciaux suivants : Actos (pioglitazone) ou Avandia (rosiglitazone). Ces deux produits ne sont pas équivalents même si leur mode d'action est similaire. Une association de roziglitazone et de metformine était commercialisée sous le nom d'Avandamet. Une autre de rosiglitazone et de glimépiride (un sulfamide) sous le nom d'Avaglim. Une association de pioglitazone et de metformine reste commercialisée sous le nom de Competact.

J'utilise volontairement le passé car l'Agence européenne du médicament vient de recommander (septembre 2010) la suspension des autorisations de mise sur le marché de la rosiglitazone (Avandia, Avandamet et Avaglim) suite à une réévaluation des effets secondaires concernant le risque cardiovasculaire. Ces trois spécialités ont donc été progressivement retirées du marché et les médecins ont, de la même façon, modifié leurs prescriptions.

Seule la pioglitazone (Actos) reste donc disponible.

Modalités de prises

Actos existe sous forme de comprimés dosés à 15 ou 30 mg. La dose maximale quotidienne à ne pas dépasser est 45 mg en deux ou trois prises quotidiennes.

Les résultats sur la baisse de la glycémie et surtout sur celle de l'HbA1c ne sont perceptibles qu'après quelques semaines de traitement.

Effets secondaires

La rosiglitazone entraînait une prise de poids plus ou moins importante (5 à 7 kilos parfois en deux à trois ans) mais avec une répartition différente des graisses : diminution de la graisse viscérale, de la graisse hépatique et de la graisse musculaire et augmentation de la graisse cutanée.

Les deux molécules peuvent entraîner aussi une rétention hydrosodée (rétention d'eau et de sodium) avec apparition d'œdèmes des membres inférieurs chez 10 % des patients.

Des études ont aussi montré pour les deux remèdes une augmentation des fractures des membres inférieurs chez les femmes (9 %).

L'affaire des glitazones

La mise en évidence des effets secondaires des glitazones (principalement la rosiglitazone) a surtout mis l'accent sur une aggravation des insuffisances cardiaques. De nombreuses enquêtes, toutes plus ou moins controversées et discutées, ont fini par établir une petite augmentation du risque d'infarctus du myocarde pour la rosiglitazone.

Les laboratoires ont défendu avec ardeur leur produit et ont cherché à minimiser ses effets secondaires. Cette position s'appuyait sur la propriété originale des glitazones d'améliorer le fonctionnement de la cellule ß du pancréas et d'être ainsi le premier produit qui pourrait être utilisé à titre préventif.

Devant la trop grande incidence des effets secondaires cardiovasculaires, les autorités sanitaires ont aujourd'hui tranché concernant la rosiglitazone. Mais la recherche continue dans cette voie. On peut peut-être espérer la synthèse d'une autre molécule de la même famille, dénuée des effets secondaires cardiovasculaires.

Sujets à risques et contre-indications

En fonction de ce qui précède, l'insuffisance cardiaque est une contre-indication formelle à l'utilisation de la pioglitazone encore en circulation. Donc le produit ne sera pas prescrit chez tous les patients qui présentent un risque coronarien, c'est-à-dire dont les artères du cœur (les artères coronaires) sont fragiles.

L'insuffisance hépatique est une autre contre-indication car, en diminuant l'élimination du remède, cette insuffisance en augmente la concentration, donc le risque cardiaque potentiel.

Associer ou éviter ?

La pioglitazone peut être associée aux autres antidiabétiques puisqu'elle présente un mécanisme d'action original. En revanche, elle ne doit pas être associée à l'insuline qui partage avec elle le pouvoir d'induire une rétention hydosodée (voir ci-dessus).

Bilan rapide

• Aspect « plus »

Le mécanisme d'action original qui en fait toujours une candidate pour la prévention du diabète 2 du fait de l'effet protecteur vis-à-vis de la cellule ß du pancréas.

• Aspects « moins »

Le risque cardiovasculaire qui semble bien documenté mais acceptable pour la pioglitazone.

La prise de poids même si elle est en faveur d'une diminution de la graisse viscérale.

En pratique

Avec la pioglitazone, nous disposons d'un remède très récent (une dizaine d'années) dont tous les effets, aussi bien les effets bénéfiques que les effets secondaires, sont encore mal définis. Il est certainement préférable de ne pas l'utiliser en première intention. Sauf nécessité particulière, attendons d'être contraints d'avoir recours à lui avant le traitement par l'insuline.

LES INCRÉTINOMIMÉTIQUES

Les incrétinomimétiques sont des produits obtenus par synthèse chimique dans l'industrie pharmaceutique.

Les incrétines

On appelle « incrétines » les hormones produites par le système gastro-intestinal en réponse à une prise alimentaire et qui stimulent la production d'insuline par le pancréas tout en réduisant l'appétit par action sur la commande centrale de l'hypothalamus (située au centre du cerveau).

Deux incrétines essentielles ont été identifiées : le GLP-1 ou « Glucagon-like peptide-1 » et le GIP ou « Gastric inhibitory polypeptide ».

La GLP-1 ou « Glucagon-like peptide-1 » est une petite protéine sécrétée par l'iléon (première partie de l'intestin grêle) et le côlon (gros intestin) au moment de la prise alimentaire. Elle stimule la sécrétion d'insuline, elle réduit la sécrétion de glucagon, elle inhibe la sécrétion de la muqueuse de l'estomac et sa motilité. De plus, par action sur l'hypothalamus (situé dans le cerveau), elle réduit l'appétit, donc la prise alimentaire.

Le GIP ou « Gastric inhibitory polypeptide » est aussi une petite protéine qui stimule la sécrétion d'insuline et inhibe la sécrétion acide de l'estomac.

Mode d'action des incrétines

Si l'on injecte l'hormone GLP-1 chez l'homme, on observe une diminution de la prise de nourriture due à un ralentissement de la vidange de l'estomac qui induit une sensation de satiété par action sur des récepteurs de l'hypothalamus, petit organe situé au centre du cerveau qui contrôle l'appétit.

Ces deux hormones sont des « peptides », donc de petites protéines. Elles sont donc facilement détruites par les sécrétions de l'estomac et de l'intestin.

Les remèdes

Deux types de remèdes ont été mis au point à partir de l'étude de ces hormones.

Premier type de remèdes : ceux qui imitent les hormones. Ainsi l'« exénatide », petite protéine qui ressemble au GLP-1 et doit être injectée car elle est de nature protéique et donc facilement détruite par les sucs de l'estomac en cas d'ingestion.

Deuxième type de remèdes : ceux qui ont pour action d'éviter la dégradation des incrétines par une enzyme, la DPP-4 (dipeptidyl peptidase-4) contenue dans les sécrétions du tube digestif et qui détruit normalement le GLP-1 et le GIP. Ces médicaments, qui agissent de façon indirecte, ont l'avantage de pouvoir être pris par voie orale. Les molécules appartiennent à la famille des « gliptines ». Les deux premières de la série s'appellent sitagliptine et vildagliptine.

Ces remèdes sont donc les derniers découverts et commercialisés (2008). Dans les deux cas, ils vont stimuler la sécrétion d'insuline en diminuant l'appétit, ce qui entraîne une légère baisse de poids.

Ils sont complémentaires des autres familles d'hypoglycémiants, la metformine, les sulfamides, les glinides, les inhibiteurs de l'alphaglucosidase et les glitazones.

Quelle incrétinomimétique ?

Si votre médecin a décidé de vous prescrire un incrétinomimétique, il choisira dans deux groupes de produits, d'une part le groupe des analogues de la GLP1, d'autre part le groupe des inhibiteurs de la DPP IV.

Les analogues de la GLP1. Deux produits sont disponibles : Byetta (exénatide) et Victoza (liraglutide).

Les inhibiteurs de la DPP IV. Quatre produits sont disponibles : Januvia (sitagliptine), Xelevia (sitagliptine), Galvus (vildagliptine) et Onglyza (saxagliptine).

Modalités de prises

Les analogues de la GLP1 sont injectables. Ils nécessitent deux injections quotidiennes par voie sous-cutanée. C'est une contrainte, mais, contrairement à l'insuline, vous vous injectez toujours la même dose.

Les inhibiteurs de la DPP IV se prennent par voie orale à raison d'une prise par jour, le matin.

Effets secondaires

Concernant les analogues de la GLP1, les effets secondaires sont les suivants : nausées et vomissements assez fréquents, très peu d'hypoglycémies.

Concernant les inhibiteurs de la DPP IV, les effets secondaires sont les suivants : troubles gastro-intestinaux, augmentation de la fréquence des infections des voies aériennes supérieures (ORL), réactions allergiques, troubles hépatiques et même déclenchement d'hépatites pour la vildagliptine. Pour celle-ci, il faut contrôler la fonction hépatique avant la prescription et pendant le traitement.

Il faut cependant garder en mémoire que tous ces produits sont de prescription récente. Il est donc possible que tous les effets secondaires ne soient pas encore démasqués.

Sujets à risques et contre-indications

Les insuffisants hépatiques.

Associer ou éviter ?

Pour les inhibiteurs de la DPP IV, il faut éviter de les associer aux sulfamides hypoglycémiants car le risque de déclencher une hypoglycémie existe.

Bilan rapide

• Aspect « plus »
Un effet réel sur la diminution de la poussée glycémique après les repas.

• Aspect « moins »
Les effets secondaires décrits ci-dessus qui semblent différents d'une molécule à l'autre. Ce sont des remèdes récents dont il faut suivre les résultats sur les enquêtes épidémiologiques.

En pratique

Deux groupes de remèdes très intéressants mais qui demandent encore à faire leurs preuves. Les effets secondaires méritent d'être mieux répertoriés et évalués. De nombreuses études sont en cours pour mieux cerner leur impact sur la maladie diabétique y compris sur sa prévention chez des sujets en état d'insulinorésistance (prédiabète).

RECOMMANDATIONS DE PRESCRIPTIONS

Le diagnostic d'un diabète 2 n'entraîne pas la prescription automatique de médicaments. J'ai déjà beaucoup insisté sur les mesures hygiénodiététiques qui sont primordiales pour que chaque personne prenne en charge son diabète. Chaque fois que cela est possible, elles seront mises en œuvre avant tout traitement chimique. Mais il est également fréquent que les remèdes viennent rapidement accompagner vos efforts de changement de comportement.

Stratégie de la Haute Autorité de Santé (HAS)

1. Dans tous les cas, immédiatement après le diagnostic de diabète 2, mesures hygiénodiététiques pendant trois à six mois. Cependant, cette règle ne sera pas appliquée si des complications sont déjà détectées, c'est-à-dire si le diabète est découvert tardivement. On prescrira alors un traitement adapté.

2. Si après cette période sans médicaments, l'HbA1c reste > 6 : prescription de metformine.

3. Si après six mois de cette stratégie n° 2, l'HbA1c reste > 6,5 : prescription d'une bithérapie (deux remèdes de deux familles différentes).

4. Si après six mois de cette stratégie n° 3, l'HbA1c reste > 7, prescription d'une trithérapie (trois remèdes de trois familles différentes).

5. Si après six mois de cette stratégie n° 4, l'HbA1c reste > 8, passage à l'insuline.

Remèdes et informations

Votre médecin traitant ou votre diabétologue fera le choix des remèdes. Pour cela, il utilisera les critères suivants : votre IMC (indice de masse corporelle), votre périmètre abdominal, votre profil glycémique (chiffres de vos glycémies à jeun et après les repas), les données connues concernant la tolérance et les contre-indications de chaque classe de médicaments.

De plus, il évaluera pour vous en particulier (et pour chacun de ses patients) le rapport bénéfice/risque qu'il remettra en question très régulièrement en fonction des nouvelles études qui paraissent dans la presse médicale spécialisée sur les médicaments les plus récents et sur les nouveaux médicaments. Il accordera une attention particulière aux enquêtes de « morbimortalité », ce qui veut dire qu'il saura vous éviter de prendre certains remèdes qui, malgré leur mécanisme d'action intéressant, pourraient apparaître comme porteurs de risque de mortalité accru ou d'effets secondaires accrus (par exemple cardiovasculaires) (*cf.* « Les glitazones », p. 165).

Mon avis

Vous êtes si nombreux aujourd'hui à former ce groupe des diabétiques 2 que vous vous rencontrez et qu'il vous arrive souvent de parler entre vous de votre maladie. Ce qui est bien normal et bien utile. Il vous arrive aussi de comparer comment votre maladie est prise en charge par vous-même et par votre médecin. Vous devez donc engager le dialogue sur ce sujet avec celui-ci. Même s'il ne peut pas tout vous expliquer concernant certaines études, il justifiera ses décisions et vous aidera à les comprendre.

De plus, Internet fait désormais circuler l'information dans tous les coins du monde à une vitesse record (*cf.* mon site www.toutlediabete2.fr). Il vous arrivera donc d'aller y chercher des renseignements complémentaires et d'y repérer parfois des informations alarmistes concernant certains remèdes. Elles ne sont pas toujours justifiées, sont même parfois fausses, mais peuvent vous inquiéter. Vous devez alors demander des explications.

Il faut en effet vous convaincre que le diabète 2, avec ses centaines de millions de patients, représente un enjeu commercial colossal pour les groupes de l'industrie pharmaceutique qui activent de très nombreuses équipes de chercheurs et nous annoncent de nouvelles familles de remèdes pour très bientôt. Il est donc certainement souhaitable que vous preniez votre santé en main en cherchant le maximum d'informations pour savoir si toutes les règles de contrôle et toutes les règles éthiques ont été respectées lors de la mise sur le marché d'un produit.

Un dernier petit conseil très pratique : n'oubliez pas d'avoir toujours dans une de vos poches suffisamment de comprimés pour le traitement d'une journée, surtout si vous mangez fréquemment à l'extérieur. Cela vous évitera des ruptures de traitement avec poussées d'hyperglycémie qui sont toujours très dommageables pour vos artères.

Le cas de l'Acomplia

Pour conclure ces recommandations par un exemple malheureux, il faut rappeler ce qui s'est passé récemment avec l'Acomplia (« rimonabant »). Après quelques tribulations pour préciser son champ d'action, ce produit qui agit au niveau des récepteurs cérébraux en diminuant l'appétit a été mis sur le marché en 2006 dans dix-huit pays européens pour traiter l'obésité des sujets diabétiques 2. Son action réelle ne semble pas contestable et il a été prescrit à de très nombreux obèses et diabétiques 2 (plus de 700 000 !) avec des résultats objectivables. Mais ses effets pervers ne le sont pas moins. Le problème concerne sa tolérance psychique : dans au moins 25 % des cas (!), il provoque des réactions d'angoisse ou de dépression avec parfois des idées suicidaires ! Il a donc été retiré du marché, en Europe, le 23 octobre 2008 et n'a jamais été vendu aux États-Unis, plus prudents pour cette fois. Il faut cependant noter que le produit n'est que « suspendu » et les laboratoires Sanofi-Aventis espèrent apporter de nouveaux travaux pour convaincre les autorités médicales qui délivrent les autorisations.

Trois remarques

• On peut se demander, devant un tel bilan, si les études préparatoires à la mise sur le marché avaient été bien faites.

• On peut faire remarquer qu'il serait sans doute plus sage, plus raisonnable de la part des responsables de Sanofi-Aventis, d'abandonner définitivement cette molécule et de rechercher un dérivé moins toxique.

• Enfin, je témoigne, pour avoir pris ce produit pendant exactement six semaines durant l'année 2008, de son très fort pouvoir anxiogène. J'en ai interrompu la prise sur la pression de mon entourage qui en avait observé les effets secondaires pervers, effets que je tentais de nier alors que je les ressentais clairement.

PASSAGE À L'INSULINE

L'insuline, nous l'avons dit, est la première hormone impliquée dans l'apparition du diabète. Découverte en 1921, elle fut donc le premier « remède » utilisé sur des bases scientifiques, dès qu'il fut possible d'en produire, à partir de 1922.

Mode d'action

L'insuline agit en se fixant sur des récepteurs de la membrane de chaque cellule et sert alors de passeur pour y faire pénétrer le glucose.

Quand prescrire ?

Il pourrait paraître logique de prescrire l'insuline dès la découverte d'un diabète car elle joue un rôle primordial dans la régulation de la glycémie. Mais cette indication n'est bonne que dans le cas du diabète 1 qui est caractérisé par une disparition brutale de la sécrétion d'insuline par les cellules ß du pancréas.

Dans le diabète 2, pendant de nombreuses années, la sécrétion d'insuline persiste même si elle est diminuée et le premier objectif des traitements est de faciliter son utilisation par les cellules tout en stimulant sa production par le pancréas.

La prescription d'insuline intervient donc lorsque cette production devient réellement insuffisante pour assurer la régulation du métabolisme du glucose.

Plusieurs types d'insuline

Depuis bientôt cent ans (1923), l'industrie pharmaceutique n'a pas cessé de travailler et de faire d'immenses progrès concernant l'insuline, mettant au point des produits de mieux en mieux adaptés à l'utilisation humaine. L'objectif était de fabriquer une insuline identique à celle produite par les cellules ß de notre pancréas. C'est chose faite aujourd'hui grâce au génie génétique.

Un autre secteur de recherche a consisté à faire varier la vitesse d'utilisation de l'insuline par notre corps après injection. Cela a abouti à mettre au point des « insulines rapides », des insulines « semi-rapides » et des insulines « retard ou lentes » qui, comme leur nom l'indique, ont des vitesses d'action différentes.

Ces différents types d'insuline vont permettre d'apporter l'hormone de façon à imiter au mieux ce que notre organisme ferait si le pancréas fonctionnait normalement. Plus on se rapproche des conditions normales de régulation (on dit physiologiques dans le langage médical), plus la glycémie sera équilibrée, ce qui est toujours notre objectif majeur.

Il existe donc de très nombreuses « insulines » dont vous pouvez disposer après prescription d'un médecin. Du fait de ce choix très large, il est obligatoire que vous consultiez un diabétologue pour la première prescription d'insuline. En effet, celui-ci prendra beaucoup de temps pour vous expliquer comment appliquer son ordonnance et les choix qui l'ont conduit à la rédiger. Vous devez comprendre le mieux possible ses motivations car cela vous incitera à respecter à la lettre les modalités de vos injections. Par la suite, votre médecin praticien prendra le relais et fera appel de nouveau au diabétologue s'il constate que l'équilibre glycémique n'est pas obtenu.

En effet, le temps est terminé où l'on se contentait d'une injection d'insuline retard par jour. Cette méthode ne permettait jamais d'obtenir une glycémie correctement régulée durant vingt-quatre heures.

Les six formes d'insuline commercialisées en France sont :

– insuline rapide : début d'action en 30 min ; pic de concentration sanguine en 90 min ; durée d'action de 4 heures environ. Noms des spécialités : Actrapid, Insuman rapide, Umuline rapide.

– insuline semi-lente ou intermédiaire : début d'action en 60 min ; pic de concentration sanguine en 2 heures ; durée d'action de 12 heures environ. Noms des spécialités : Insulatard, Insuman basal, Umuline NPH.

– insuline mixte : il s'agit de mélanges de deux insulines, une rapide et une semi-lente, effectués par le laboratoire à pourcentages variables. Par convention, on les désigne par le pourcentage d'insuline rapide contenu dans le mélange. Ainsi, la « Mixtard 20 » est un mélange de 20 % d'insuline rapide et de 80 % d'insuline NPH ; l'« Humalog mix 50 » est un mélange de 50 % d'insuline rapide et de 50 % d'insuline semi-lente ; l'« Umuline Profil 10 » est un mélange de 10 % d'insuline rapide et de 90 % d'insuline NPH.

– insuline retard ou prolongée : début d'action en 1 à 2 heures ; pic de concentration sanguine à 4 heures ; durée d'action 24 heures. Nom de spécialité : Umuline zinc.

– insuline ultrarapide encore appelée analogue rapide de l'insuline : début d'action en 15 min ; pic de concentration sanguine en 30 min ; durée d'action de 2 heures. Noms de spécialités : Humalog, NovoRapid.

– analogue retard de l'insuline : début d'action en 1 à 2 heures ; durée d'action 24 heures. Noms de spécialités : Lantus (insuline glargine), Levemir (insuline détémir).

Prescription personnalisée

Votre diabétologue a donc un choix considérable à sa disposition. Il va alors s'efforcer de trouver, avec vous, la meilleure formule d'association de deux ou trois insulines pour réguler votre glycémie. Je ne m'étendrai pas sur ce sujet qui n'entre pas dans l'objectif de ce livre.

AUTOSURVEILLANCE DE LA GLYCÉMIE

Le glucomètre est l'objet d'un petit débat chez les médecins qui ont des positions nuancées et variées vis-à-vis de cet appareil pourtant bien utile.

Le glucomètre ou lecteur de glycémie est un petit appareil très simple à utiliser qui vous permet de mesurer le taux de glucose dans votre sang à domicile en quelques secondes. Il s'agit d'un mini-laboratoire de poche qui utilise une petite bandelette réactive et un système de lecture automatique des résultats qui s'affichent sur un écran en grammes par litre.

Pour utiliser le glucomètre, il faut faire une petite piqûre au bout d'un doigt à l'aide d'un autre petit appareil, un autopiqueur qui est une sorte de catapulte miniature pour une lancette. La gouttelette de sang produite par la piqûre est recueillie sur la bandelette réactive placée à l'extrémité de l'appareil de mesure. Le résultat s'affiche en cinq secondes.

Il existe plusieurs modèles de glucomètre et d'autopiqueur qui sont devenus de plus en plus perfectionnés au fil du temps. Ils donnent des résultats équivalents avec une assez faible précision, ce qui n'est pas très gênant. Pour ce type de mesure, l'ordre de grandeur importe plus que la précision. L'important est surtout de comparer des mesures faites avec le même appareil. L'ensemble des appareils et les bandelettes réactives sont remboursés par la Sécurité sociale.

Mon avis

L'utilisation du glucomètre est controversée. Je pense qu'il est pourtant d'un grand intérêt si le médecin sait guider intelligemment son patient afin que celui-ci en tire toujours des décisions pratiques.

Arguments pour le glucomètre

– convaincre un patient que, malgré l'absence totale de symptômes qui caractérise le diabète 2, sa maladie est bien effective et qu'il peut contrôler cela, notamment après un repas trop riche en sucres ;

– découvrir l'impact réel d'un repas précis ou d'une prise alimentaire particulière sur la glycémie ;

– apprendre à gérer son alimentation en essayant différents produits avec mesure avant la prise et une ou deux mesures après. On peut ainsi déterminer des aliments qui agissent moins rapidement sur la glycémie ;

– en conséquence, apprendre à mieux contrôler les poussées d'hyperglycémie et éventuellement les hypoglycémies, c'est-à-dire apprendre à corriger d'éventuelles erreurs ;

– découvrir l'effet des différents remèdes prescrits et pouvoir dialoguer avec son médecin pour adapter son traitement ;

– il est encore plus utile au cours des traitements à l'insuline.

Argument contre le glucomètre

Il n'y en a, en réalité, qu'un seul : la mesure de la glycémie au bout du doigt peut devenir source d'angoisse chez un sujet qui l'interprète mal et en fait un élément obsessionnel de contrôle. Mais c'est précisément le rôle du médecin traitant d'éviter la survenue de cette angoisse.

Comment faire ?

C'est le médecin traitant ou une infirmière spécialisée qui doit apprendre au patient à se servir du glucomètre. Cela réclame, dans un premier temps, d'écarter, au moins momentanément, ceux qui pour différentes raisons ne pourront pas pratiquer ce petit geste technique sur eux-mêmes. Ainsi, les personnes atteintes de tremblements, celles qui ne supportent pas la vue du sang ne serait-ce qu'une goutte, les sujets atteints de troubles mentaux, les sujets très émotifs, les sujets trop angoissés par les risques des complications.

Pour les autres, il faut montrer comment faire. Tout apprentissage implique de voir faire et de faire soi-même. Cela réclame du temps. Cela réclame de la patience pour certains. Mais le succès est toujours au bout de l'effort et cet apprentissage permet, dès lors, un échange fructueux entre le diabétique 2 et son médecin.

Pour que cet échange puisse vraiment s'installer, il faut demander fermement au diabétique 2 de tenir un cahier du relevé de ces mesures de glycémie avec indications des conditions précises : horaire, après quel repas ou quel aliment, après quel médicament…

Le médecin sera alors le maître d'ouvrage qui décidera à quelles périodes, à quels moments, quels jours, il sera judicieux de pratiquer cet autocontrôle. Cette pratique, un peu longue à mettre en place, est certainement un vrai moyen pour améliorer la prise en charge du diabète 2.

6

Équipe médicale et entourage

Le médecin traitant

Votre médecin généraliste doit être le chef d'orchestre de votre prise en charge. Il vous expliquera votre maladie, il vous indiquera toutes les mesures d'hygiène urgentes, il vous conseillera en matière de nutrition et, quand le temps sera venu, il vous prescrira un traitement adapté et vous orientera vers un spécialiste en cas de besoin. Avec vous, il est désormais le gestionnaire de votre diabète 2. C'est lui qui détient votre dossier complet. Il a donc une vue d'ensemble sur votre diabète 2 et sur son évolution.

Vous devez tout lui dire, lui signaler les moindres symptômes, attirer son attention sur un détail qui vous inquiète. Un dialogue de confiance doit s'installer entre vous. Pour cela, il est bon que vous teniez un cahier dans lequel vous écrirez, chaque fois que vous le pourrez, vos impressions sur les progrès accomplis et les résultats ressentis mais aussi vos difficultés, c'est-à-dire les questions que vous poserez lors de la prochaine consultation. Vous inscrirez aussi les chiffres de vos prises de poids et, si vous utilisez un glucomètre, les glycémies relevées selon les moments de la journée.

Je vous recommande comme fréquence normale de visites d'aller tous les trois à quatre mois chez votre médecin généraliste.

Vous devez savoir…

Vous devez savoir que la majorité des diabétiques 2 se sentent plutôt en bonne santé car ils n'ont pas ou peu de symptômes. Vous êtes probablement dans ce cas-là. Il est donc normal que vous manquiez de motivation pour appliquer votre traitement à la lettre. Vous oubliez de prendre certains remèdes, vous commettez des écarts concernant certains aliments. Vous devez en parler à votre médecin.

Vous n'êtes pas un cas isolé. On évalue à 90 % la proportion des diabétiques 2 qui ont du mal à suivre les prescriptions. Votre médecin est là pour vous remotiver sans cesse, pour vous convaincre de l'intérêt d'un meilleur suivi, pour vous entraîner à vous intéresser à votre maladie afin de mieux la juguler.

La consultation

Inévitablement, une consultation pour diabétique est un peu longue. J'ai lu récemment que des fonctionnaires de la santé publique avaient calculé qu'une consultation pour diabétique devait durer douze minutes pour être « rentable »! C'est une aberration! On peut en effet faire remarquer que les critères de rentabilité restent à définir en fonction des objectifs à moyen et long terme et que, dans tous les cas, il est impossible dans ce laps de temps d'assurer une consultation sérieuse.

Celle-ci commencera par un interrogatoire précis qui reprendra les questions déjà évoquées la fois précédente pour mesurer les progrès accomplis. Les derniers résultats du laboratoire seront confrontés aux précédents, notamment à la recherche d'une amélioration du chiffre de l'HbA1c.

Elle implique aussi un examen physique complet avec prise de poids sur une balance standard, avec prise du tour de taille, avec prise de la pression artérielle qui doit rester inférieure à 13/8, avec examen soigneux des pieds et du revêtement cutané dans son ensemble, à la recherche de la moindre perte de sensibilité et de la moindre lésion.

La conclusion doit faire un bilan comparatif. L'objectif proposé a-t-il été atteint ? Si oui, il faut alors poursuivre en fixant par exemple une nouvelle perte de poids ou une nouvelle baisse de l'HbA1c. Sinon, il faut tenter de comprendre pourquoi, de démasquer ce qui fait obstacle, d'élaborer de nouvelles stratégies plus adaptées, moins exigeantes peut-être, plus progressives.

Avant qu'il ne vous raccompagne, n'oubliez pas de poser à votre médecin la question que vous avez « oubliée » ou reléguée dans votre inconscient, par exemple concernant votre sexualité. Tous les praticiens savent fort bien que c'est sur le pas de la porte, au dernier moment de la consultation, que « sortent » ces questions difficiles ou intimes.

Relation aux spécialistes

Le diabète 2 touche tout l'organisme parce qu'il abîme, peu à peu, notre système artériel par l'action de l'excès de glucose dans le sang. De ce fait, nous avons vu que les complications apparaîtront sur des organes aussi variés que la rétine, le rein, le cœur, le pied ou les nerfs périphériques. Celles-ci peuvent ne pas apparaître ou être très longtemps différées si vous vous efforcez de maintenir la glycémie dans des limites strictes. Vous devez cependant rester en alerte et contrôler l'état de vos organes à intervalles réguliers.

Vous devez donc vous attendre à consulter différents spécialistes médicaux selon les problèmes qui apparaîtront. Votre médecin généraliste vous orientera selon les cas.

Le biologiste

En France, nous avons des laboratoires d'analyses médicales de grande qualité. Muni de l'ordonnance de votre généraliste, vous pouvez vous faire faire une prise de sang sur laquelle le biologiste mesurera différents paramètres, principalement la glycémie, les anomalies lipidiques, la créatinine et l'hémoglobine glyquée. Pour ce dernier examen, je vous recommande de rester fidèle à un laboratoire, ce qui vous garantira que la méthode utilisée est la même d'une fois sur l'autre et donc que vos résultats sont comparables.

Le diabétologue

Il s'agit d'un « hyperspécialiste »! En effet, le diabétologue est un endocrinologue (spécialiste des glandes endocrines) spécialisé dans l'étude du diabète et de son traitement. Ce n'est pas du luxe! Le diabète est une maladie tellement complexe et il y a tellement de diabétiques aujourd'hui, qu'avoir un médecin qui se consacre uniquement à cette maladie est devenu une nécessité. Cependant, certains endocrinologues s'occupent toujours du diabète. Leur formation leur permet, en effet, de prendre en charge toutes les maladies des glandes endocrines, c'est-à-dire de ces organes qui fabriquent des hormones qu'ils déversent directement dans le sang pour agir à distance sur d'autres organes du corps ou sur certaines cellules. Il en est ainsi de la glande thyroïde, des glandes surrénales, de l'hypophyse, des glandes parathyroïdes et, bien sûr, du pancréas qui nous concerne au premier chef, avec l'insuline.

Endocrinologues et donc diabétologues ont tous reçu une formation en nutrition et sont parfaitement compétents pour vous guider dans votre alimentation.

Le cardiologue

Le cardiologue est spécialiste des maladies du cœur et des vaisseaux. Il va donc surveiller l'état de votre cœur selon plusieurs critères : au niveau de son rythme (enregistrement électrocardiographique) et au niveau de sa force contractile. Éventuellement, il vous fera passer une épreuve cardiaque d'effort. Il prendra aussi votre pression artérielle. Il examinera vos grosses artères : carotides (dans le cou), abdominales, fémorales, artères des jambes, artère du pied. Si vous présentez des complications notables, il vous prescrira un traitement médicamenteux complémentaire de celui que vous prenez pour votre diabète 2.

L'angiologue

L'angiologue est spécialiste des maladies artérielles, veineuses et lymphatiques à l'exclusion de celles concernant le cœur. C'est une sorte de spécialiste dans la spécialité de cardiologie. Votre diabétologue vous orientera vers lui selon l'état de vos artères, par exemple en cas d'artérite des membres inférieurs.

L'ophtalmologue

L'ophtalmologue est le spécialiste des maladies de l'œil. Pour les diabétiques 2, il pratiquera systématiquement un « fond d'œil » à la recherche de troubles de la rétine dus à l'atteinte des petites artères. Si besoin, il décidera de mettre en œuvre des examens plus sophistiqués comme une angiographie rétinienne. Vous devez le consulter au moins tous les deux ans, plus souvent à la moindre alerte concernant vos yeux.

Le néphrologue

Le néphrologue est le spécialiste des maladies du rein. Le rein est très riche en petites artères qui s'abîment au fur et à mesure de l'avancée du diabète 2 et d'autant plus que celui-ci est mal équilibré. Le plus souvent, votre généraliste vous orientera vers lui en fonction des examens de laboratoire qui l'auront alerté sur un début d'atteinte rénale et notamment le dosage de la créatinine et de la microalbuminurie.

Le chirurgien-dentiste

Le chirurgien-dentiste est bien sûr le spécialiste des dents. Du fait des complications vasculaires, du fait aussi d'une baisse des défenses immunitaires, les diabétiques 2 sont fréquemment sujets aux caries et aux troubles des gencives, surtout s'ils sont fumeurs. Il faut impérativement vous faire suivre pour conserver une bonne mastication nécessaire pour une bonne nutrition.

Le podologue

Le podologue est un spécialiste du pied. Ce n'est pas un médecin, mais il a acquis une formation solide pour s'occuper de ce membre dont on sait qu'il est fortement à risque dans le diabète 2. N'hésitez pas à lui confier vos pieds à entretenir, surtout si vous avez des troubles de la vue ou des douleurs articulaires qui diminuent les moyens d'accès à vos pieds.

Le diététicien

Le diététicien est spécialiste de la nutrition. Il est là pour vous aider à équilibrer votre alimentation, à la répartir dans la journée et, le cas échéant, à vous faire perdre du poids, ce qui contribuera grandement à maintenir votre glycémie dans les limites de la normale. Il collabore étroitement avec votre praticien généraliste et votre diabétologue.

Le neurologue

C'est le spécialiste du système nerveux. Il s'occupera, si besoin est, de vos neuropathies. Mais le plus souvent votre diabétologue s'en chargera.

Place et rôle de l'hôpital

Les services de diabétologie présentent l'avantage d'offrir une équipe complète de soignants très spécialisés. Dans le même établissement, vous pouvez également consulter chacun des spécialistes présentés ci-dessus. C'est toujours votre médecin praticien qui choisira de vous adresser à l'hôpital dans deux situations :

– Soit pour une consultation de jour, en ambulatoire, sans que vous ayez besoin de dormir à l'hôpital, avec comme objectif un bilan plus complet que le bilan standard annuel. Par exemple une angiographie rétinienne en service d'ophtalmologie ou une épreuve cardiaque d'effort en service de cardiologie.

– Soit pour quelques jours, une semaine le plus souvent, pour parfaire votre éducation concernant votre maladie et donc améliorer votre prise en charge. Dans ces services de diabétologie, vous serez entouré et informé par une équipe de soignants compétents et motivés qui ont toujours une expérience éprouvée parce qu'ils travaillent ensemble et donc s'enrichissent mutuellement. Vous aurez ainsi affaire à un ou une diététicien(ne), un ou une infirmie(è)r(e) et un ou une aide-soignant(e) spécialisé(e)s, un ou une kinésithérapeute, un ou une psychologue ou un ou une psychiatre, un ou une assistant(e) social(e) et un ou une diabétologue.

Le Pr Grimaldi insiste beaucoup sur l'intérêt de cette semaine d'éducation qui crée une interactivité entre les malades, induit une dynamique de groupe au sein d'un réseau qui permet de rassembler tous les acteurs impliqués tout en laissant au généraliste le soin de rester le coordinateur et de conserver le suivi de votre affection.

Rappelez-vous : le diabète 2 est une maladie complexe, la maladie de l'énergie, qui implique de plus en plus de connaissances très diversifiées. Sa prise en charge et son traitement exigent désormais l'intervention d'une équipe.

7

Diabète 2 et vie sociale

Pour la majorité des diabétiques 2, la vie sociale est strictement identique à celle des personnes en bonne santé. Seules les complications et leur aggravation peuvent poser de vrais problèmes. Il faut notamment penser aux atteintes de la vision ou aux troubles artériels graves avec risques d'amputation et il faut aussi évoquer certains points ou situations particuliers.

Permis de conduire : ça change !

Avant septembre 2010

Concernant le permis de conduire, la règle est simple. Si vous avez passé votre permis de conduire alors que votre diabète était déjà diagnostiqué, vous avez dû le déclarer à la commission médicale des permis de conduire de la préfecture qui a statué sur votre cas. En revanche, si vous avez obtenu votre permis avant de devenir diabétique, vous n'avez pas été tenu de faire cette déclaration et vous possédez un permis de conduire valable, pour le moment, sans contrôle.

Depuis septembre 2010

Depuis l'entrée en application le 15 septembre 2010 de la directive européenne du 25 août 2009, la délivrance ou le renouvellement du permis sont conditionnés au fait de ne pas avoir eu plus de deux hypoglycémies sévères (c'est-à-dire avec nécessité de l'assistance d'une tierce personne) au cours des douze derniers mois. En cas d'hypoglycémie, chaque cas sera examiné par une commission médicale. Le permis aura alors une durée maximale de cinq ans.

La fin du permis définitif

En 2013, l'entrée en vigueur d'une autre directive européenne imposera que tous les nouveaux permis auront une durée limitée entre dix et quinze ans. Les détenteurs du permis auront jusqu'en 2033 pour se mettre en accord avec la législation. Il n'y aura alors plus de permis définitif pour qui que ce soit.

Nota : les informations ci-dessus ne concernent que le permis pour voiture légère. La délivrance du permis « poids lourds » est beaucoup plus stricte et impose d'autres règles.

Travailleur handicapé

En tant que diabétique 2, vous n'avez intérêt à demander éventuellement ce statut que pour vous aider à conserver un emploi.

Allocation d'Adulte Handicapé (AAH)

Pour obtenir cette allocation, il faut justifier d'un taux d'invalidité de 80 % et ne pas dépasser un plafond de ressources. Le diabète, à lui seul, ne justifie pas ce taux d'invalidité, mais ce peut être le cas lors de complications invalidantes ou d'autres pathologies associées au diabète.

Diabétique titulaire d'une AAH et hypoglycémies

Un diabétique titulaire d'une AAH peut-il prétendre à une allocation compensatrice pour les risques d'hypoglycémies liées au diabète ? Cette allocation compensatrice est attribuée aux personnes qui ont besoin d'une aide pour assurer les gestes élémentaires de la vie quotidienne. Cependant, même si les hypoglycémies non ressenties peuvent entraîner une perte de connaissance dangereuse et donc nécessiter la présence attentive d'une tierce personne notamment pour les déplacements, cette allocation ne peut pas être attribuée. Il s'agit d'une anomalie qui devra être réévaluée avec les pouvoirs publics.

Diabétique et retraite anticipée

Les diabétiques ne peuvent pas être à la retraite avant 62 ans, âge légal pour obtenir la pension de vieillesse. Cependant, si le diabétique obtient la liquidation anticipée de sa pension au titre de son inaptitude, il peut bénéficier d'un calcul plus avantageux pour le calcul de sa retraite.

Diabétique et assurances

Les compagnies d'assurances n'aiment pas beaucoup les diabétiques. De fait, elles ne tiennent pas compte des énormes progrès des traitements.

Contrat automobile

Aucun questionnaire de santé n'est inclus dans ces contrats, mais si vous n'informez pas votre compagnie de votre état diabétique, votre contrat pourrait se révéler juridiquement nul. Il faut cependant savoir que de nombreuses compagnies ne demandent pas de surprime aux diabétiques.

Prêt immobilier

Le plus souvent une surprime est imposée aux emprunteurs dans le domaine immobilier.

Assurances complémentaires

La plupart des contrats proposés excluent les diabétiques de ce type de garanties. Vous pouvez cependant vous adresser aux associations de diabétiques (notamment à l'AFD citée ci-dessous), qui peuvent vous faire bénéficier de contrats de groupe qu'elles ont négociés.

8

Diabète 2 et vie professionnelle

Les progrès du dépistage, de la surveillance, de la prise en charge et des traitements du diabète 2 depuis une vingtaine d'années font que, tant que de graves complications n'altèrent pas votre état de santé, vous pouvez avoir une vie professionnelle absolument normale. Votre affection ne devrait même vous fermer aucune porte à l'exception de quelques métiers pour lesquels une éventuelle défaillance de l'attention pourrait avoir des conséquences graves notamment sur d'autres personnes.

Une législation inchangée depuis 1950

Cependant, il faut bien constater qu'aujourd'hui la législation n'a pas suivi les progrès scientifiques. Il existe donc une liste assez longue de professions interdites aux diabétiques ! Cependant, elle ne concerne souvent que les diabétiques de type 1, presque toujours plus jeunes au moment du diagnostic et qui sont amenés à présenter des concours autour de 20 à 25 ans, alors qu'ils sont déjà reconnus comme diabétiques. Au contraire, la majorité des diabétiques de type 2 (auxquels je m'adresse dans cet ouvrage) sont déjà engagés dans un métier lorsque leur maladie est découverte. La poursuite de l'exercice professionnel encadrée par la médecine du travail et le diabétologue est alors le plus souvent possible sauf si l'activité engage un risque vital pour le patient lui-même ou pour les autres. C'est ainsi qu'il est interdit aux diabétiques insulinodépendants d'être chauffeurs de poids lourd, de taxi, d'ambulance et de transport en commun alors que, pour les non-insulinodépendants, leur aptitude physique est évaluée régulièrement (acuité visuelle et risque cardiovasculaire).

Le seul progrès dans le domaine de l'encadrement des professions pour les diabétiques est intervenu en 1969. Il stipule que le diabète n'est plus une maladie opposable à l'entrée dans la fonction publique.

Notez enfin que l'AFD (Association Française des Diabétiques, *cf.* ci-dessous), qui est reconnue comme une force de proposition par les pouvoirs publics, s'efforce de clarifier cette question et de faire avancer ce dossier.

9

Diabète 2 et Sécurité sociale

Prise en charge à 100 %

Le diabète 2 est une maladie chronique qui est sur la liste des affections de longue durée exonérantes (ALD) prises en charge à 100 % par la Sécurité sociale pour leurs traitements, leurs explorations biologiques et leurs examens complémentaires. Il faut pour cela que votre médecin en ait fait la déclaration. Notez que les complications liées au diabète sont également prises en charge. Cependant, l'assurance maladie ne rembourse pas les consultations de diététicien(ne) ou de podologue, ce qui est une aberration vu l'importance de ces deux spécialités pour la prise en charge du diabète et la prévention des complications dont une des pires est la survenue du « pied diabétique » (*cf.* « Les complications du diabète 2 », p. 69).

Conserver notre assurance maladie

Il faut que chaque Français prenne conscience que notre pays est leader dans le domaine de la couverture sociale. Il est en effet aisé de se convaincre que cette maladie qui affecte plus de 5 % de la population coûte beaucoup d'argent à la collectivité. Pour conserver ce système, il faut le défendre.

Il faut aussi que chacun d'entre nous atteint de diabète 2 s'efforce de se prendre en charge au mieux pour éviter de coûter encore plus cher en arrivant au stade des complications. Il s'agit d'une attitude responsable de gratitude vis-à-vis de la solidarité nationale qui nous permet de nous soigner gratuitement.

Dans l'immense majorité des pays du monde (en Inde par exemple), moins de 5 % des habitants ont les moyens de prendre en charge les dépenses médicamenteuses occasionnées par le diabète 2. Constatons par exemple que les États-Unis, ce grand pays industrialisé, ne viennent d'accorder une protection (beaucoup moins bonne que la nôtre) que très récemment à 32 millions de ses habitants (en mars 2010), sous l'impulsion du président Obama. Il est clair que les diabétiques 2 sont beaucoup moins bien soignés aux États-Unis qu'en France. Pour conserver ce privilège, nous devons être vigilants et faire le maximum d'efforts pour nous prendre en charge et économiser l'argent de notre protection sociale.

10

Diabète 2 et voyage

Précautions de base

En tant que diabétiques, nous pouvons voyager presque partout grâce aux progrès des thérapeutiques et de l'autocontrôle de la glycémie. Mais attention ! Tous les pays n'ont pas le niveau sanitaire de la France. Tant s'en faut. Nous sommes sans aucun doute l'un des premiers pays du monde sur ce plan, très bien organisé sur le plan médical, hospitalier et pharmaceutique. Nous sommes des enfants gâtés qui souvent l'oublient ! Si vous partez en voyage, vous devez raisonner en imaginant que vous n'aurez pas les mêmes facilités ni pour trouver vos médicaments ni pour pouvoir consulter, encore moins en cas d'hospitalisation. Il est même très fréquent que le système de santé du pays visité soit très médiocre, voire désastreux. Vous devez donc impérativement emporter avec vous une quantité suffisante de remèdes pour couvrir la durée du voyage et quelques jours en plus. C'est le plus sage. N'oubliez pas non plus votre glucomètre si vous en utilisez un, car souvent vous n'en trouverez pas sur place en cas de besoin de contrôle urgent.

L'avis de votre médecin

Dans tous les cas, demandez l'avis de votre généraliste, qui vous rédigera une ordonnance que vous emporterez avec vous. Si possible, demandez-lui de vous rédiger un double en anglais. Enfin, pour le cas où vous présenteriez un problème particulier, demandez également un certificat, une lettre ou une attestation décrivant votre état, si possible écrit en anglais et en espagnol (les deux langues les plus parlées dans le monde). Cela facilitera vos éventuelles consultations avec les médecins locaux. Je sais que tous les médecins ne sont pas trilingues, mais vous pouvez très bien préparer le texte que vous ferez simplement signer.

En bref, vous partez un peu à l'aventure. Vous devez donc vous assurer une large marge d'autonomie !

Nota : Selon les pays, prendre une assurance type Europe Assistance n'est pas une mauvaise idée.

Aléas des transports

Vous pouvez utiliser tous les moyens de transport, mais il faut avant de partir bien organiser le planning de vos prises de médicaments ou de vos injections d'insuline. Cela vous paraît peut-être « basique », mais il faut rappeler que si vous avez mis vos remèdes dans la valise qui va dans la soute de l'avion, il est possible qu'elle ne vous soit rendue que de nombreuses heures plus tard voire plusieurs jours si elle s'est égarée. Il est donc capital d'avoir dans un sac à main une quantité de médicaments pour au moins quatre ou cinq jours… le temps de prendre éventuellement d'autres dispositions. Il y a même des bagages qui s'égarent définitivement. Parfois ils sont volés (attention aux bus, aux bateaux régionaux !) car ils excitent la convoitise, et se faire voler ses médicaments, c'est souvent s'exposer à ne pas pouvoir en retrouver pour les remplacer.

Il est donc raisonnable, dans tous les cas, de répartir vos boîtes de remèdes dans différents sacs ou valises, en prévoyant

« large » pour ne jamais être pris au dépourvu dans un pays mal approvisionné en remèdes de qualité.

Nota : Ne comptez pas trop, *a priori*, sur le secours de vos collègues de voyage même si la probabilité est grande, dans un groupe de quarante à cinquante personnes de plus de 50 ans, qu'il y ait au moins trois diabétiques. Les gens ne sont pas tous « partageux » ni « solidaires ». Mais je vous conseille cependant d'essayer, on a parfois de bonnes surprises !

Deux cas particuliers

La déshydratation

Les pays subtropicaux, tropicaux et équatoriaux sont des destinations très prisées et vous serez certainement tentés de les visiter. Mais il s'agit de pays auxquels nous ne sommes pas du tout habitués. Dans les transports en commun, vous aurez toujours chaud, vous allez transpirer et donc vous déshydrater. Dans ces pays, les trains et les autobus ne se déplacent jamais rapidement. Vous risquez de séjourner longtemps dans un espace confiné. Comme tous les diabétiques 2, vous êtes sensibles à la perte d'eau (la déshydratation) et il faudra vraiment vous forcer à boire beaucoup, de l'eau de préférence, mais vous n'en trouverez pas toujours en quantité suffisante, ni de bonne qualité. En revanche, vous trouverez facilement tous les sodas gazeux et sucrés qui sont vos pires ennemis. Soyez vigilants.

Coup de soleil et coup de chaleur

Dans ces mêmes pays où vous risquez la déshydratation, vous êtes exposés aux coups de soleil (beaucoup plus ardents que chez nous) et aux coups de chaleur beaucoup plus redoutables. Dans les transports, le coup de soleil s'attrape le plus souvent sur le pont des bateaux ou lorsque vous vous endormez, abruti de fatigue, près de la fenêtre d'un car où il n'y a pas de rideaux. En revanche, le coup de chaleur peut se déclarer partout, quel que soit le moyen de locomotion. Il reflète votre fragilité particulière, votre difficulté d'adaptation à ces changements de conditions brutaux et nous rappelle que le diabète 2 est bien une maladie de l'énergie. Le coup de soleil vous donnera très mal à la tête pour deux ou trois jours sans plus de conséquences. En revanche, le coup de chaleur se présente de façon beaucoup plus inquiétante avec augmentation de la température du corps à plus de 40° voire plus de 42°, due au dérèglement de vos systèmes d'adaptation aux variations thermiques, et, rapidement, troubles neurologiques avec délire et coma. Sur le plan du diabète, on observe alors une hyperglycémie. Le coup de chaleur est évidemment favorisé par la déshydratation. Il implique une réanimation d'urgence en milieu hospitalier. Pour se prémunir de ce risque grave, il faut bien équilibrer son diabète 2 et éviter les situations de confinement.

UN DERNIER CONSEIL

Vous devez, avant de partir en voyage, lire attentivement votre ou vos contrats d'assurance (car on en a souvent plusieurs, parfois sans le savoir : carte bleue, contrat de groupe ou autre) pour savoir si vous êtes bien couvert en cas d'accidents consécutifs à votre diabète et dans quelles conditions. Une fois sur place, il sera trop tard et si votre compagnie refuse son assistance vous risquez de vous endetter dans des proportions insupportables.

11

Associations

Association de diabétiques : l'AFD

L'AFD, fédération de patients fondée en 1938 et reconnue d'utilité publique, regroupe 125 associations régionales et locales, réparties sur le territoire national. Elles représentent 130 000 membres et, avec leur aide, l'AFD agit pour contribuer à l'amélioration de la qualité de vie des personnes atteintes ou à risque de diabète.

Pour faire face à l'épidémie de diabète, l'AFD met en œuvre des actions de communication et d'accompagnement des personnes en cohérence avec son projet « AFD, acteur de santé » :

– exercer notre droit à la gouvernance de santé ;
– défendre l'accès à des soins de qualité ;
– lutter contre les discriminations liées à la maladie ;
– informer et participer à la formation des patients ;
– exercer une mission de prévention auprès du grand public ;
– accompagner l'amélioration de la qualité de vie des patients par des actions individuelles ou collectives.

En outre, l'AFD œuvre à la guérison du diabète en soutenant la recherche scientifique et développe des actions de solidarité internationale.

L'AFD bénéficie d'une légitimité reconnue auprès des pouvoirs publics.

L'AFD, une force de proposition

L'Association française des diabétiques constitue une force de propositions entendue et reconnue par les pouvoirs publics. Pour améliorer la qualité de vie des patients diabétiques au quotidien, elle conduit plusieurs actions.

Actuellement, elle concentre ses efforts sur différents domaines sensibles :

– l'accompagnement du patient vivant avec un diabète, pour que sa prise en charge soit complète afin de prévenir les complications ;

– la récupération des déchets de soins : un projet de décret est en cours d'étude par le Conseil d'État (l'AFD met tout en œuvre pour qu'une solution concrète voie le jour rapidement partout en France) ;

– la prise en charge du pied diabétique : l'étude ENTRED se termine bientôt et l'AFD est attentive à ce qu'elle se traduise en réalisations concrètes.

Le siège national

Le rôle du siège est d'organiser la vie de la fédération (réunions des associations et des administrateurs), d'assurer le fonctionnement des services nationaux (*Équilibre*, service juridique et social, service adhérents) et de mettre en œuvre la politique définie par le conseil d'administration.

Association française des diabétiques
88, rue de la Roquette 75544 Paris Cedex 11
Tél. : 01 40 09 24 25
Fax : 01 40 09 20 30
Contactez-nous également par courriel : afd@afd.asso.fr.

Le magazine de l'AFD : *Équilibre*

Premier magazine sur le diabète, *Équilibre* s'adresse à tous les diabétiques et à leur entourage pour mieux comprendre et mieux vivre avec le diabète au quotidien. Retrouvez tous les deux mois l'actualité du diabète, des reportages sur le terrain, des informations sur les nouveautés des traitements, des articles sur la diététique et sur l'activité physique, sans oublier des conseils pratiques pour la vie de tous les jours.

Nota : Ce texte est la transcription du site Internet de l'AFD auquel vous pouvez vous reporter à l'adresse courriel ci-dessus.

Mon avis

L'AFD est une association dynamique et efficace. Le magazine *Équilibre* est facile à lire, bien documenté. Son rédacteur en chef est le Pr André Grimaldi, diabétologue reconnu. Je vous recommande de vous y abonner.

ASSOCIATION DE PROFESSIONNELS : LA SFD

L'Association de langue française pour l'étude du diabète et des maladies métaboliques (ALFEDIAM) vient de changer de nom. Elle s'appelle désormais plus simplement : SFD, c'est-à-dire Société francophone du diabète.

La SFD est une société de professionnels de santé impliqués dans la recherche sur le diabète. Sur son site, on peut trouver un espace de dialogue avec les patients.

L'article 1er de ses statuts la définit ainsi :

« L'Association de langue française pour l'étude du diabète et des maladies métaboliques – ALFEDIAM – (anciennement Association des diabétologues de langue française, fondée le 29 mars 1954) (ci-après "l'Association") est une association régie par la loi du 1er juillet 1901, et a pour but le perfectionnement des connaissances sur le diabète et les maladies métaboliques et le développement des rapports entre spécialistes de toutes disciplines s'intéressant à ces affections. Les objectifs de l'Association sont notamment mais non limitativement de :

– générer ou favoriser la génération de connaissances nouvelles sur le diabète et les maladies métaboliques ;

– promouvoir et/ou soutenir la recherche sur le diabète et les maladies métaboliques, notamment par le biais de collaborations avec le secteur public ou le secteur privé ;

– promouvoir et/ou soutenir la recherche sur le diabète et les maladies métaboliques par l'allocation et/ou la gestion de bourses de recherche, qu'elles soient directement financées par l'Association ou par d'autres acteurs du domaine et notamment par des laboratoires pharmaceutiques ;

– promouvoir les activités d'assistance des acteurs du domaine, par l'achat de matériel ou de documentation ;

– promouvoir les activités de formation et de partage des connaissances avec les différents acteurs du domaine, notamment par l'organisation de congrès scientifiques, séminaires, et toutes autres manifestations.

Sa durée est illimitée. »

Siège social : « Domus Medica » 79, rue de Tocqueville 75017 Paris

Congrès de la SFD

Le congrès de la SFD se tient une fois par an.

Le dernier en date a eu lieu à Lille, du 16 au 19 mars 2010. Il a rassemblé 4 400 diabétologues français ou de langue française, soit 7 % de plus qu'en 2009, ce qui témoigne de l'intérêt toujours croissant pour cette maladie chronique. Le congrès 2011 se tiendra à Genève du 22 au 25 mars. Le congrès 2012 se tiendra à Nice du 27 au 30 mars.

12

Recherche : espoir de guérison

Nouvelles pistes

Le développement de la pandémie diabétique dans le monde entier stimule la recherche depuis une dizaine d'années. Les motivations sont multiples : curiosité scientifique, crainte d'une catastrophe sanitaire annoncée, crainte d'un bouleversement social, mais aussi espoir de profits immenses pour l'industrie du médicament. Pour nous, diabétiques, l'essentiel est que tout soit mis en œuvre pour que des solutions efficaces soient mises au point.

Les nouvelles pistes sont nombreuses et je ne peux en évoquer que quelques-unes. Mais, concernant le diabète 2, il est clair que toutes les nouvelles propositions visent à tenter de restaurer un contrôle normal de notre énergie cellulaire. Je ne parlerai pas des nouveaux médicaments qui seront commercialisés dans les prochaines années et qui présenteront des mécanismes d'action analogues à ceux décrits dans les six familles citées plus haut. Ils seront utiles mais pas « révolutionnaires ».

En revanche, j'évoquerai trois voies très prometteuses : celle de l'inflammation chronique, celle des cellules souches et celle de la thérapie génique.

L'INFLAMMATION CHRONIQUE

Depuis plus d'une dizaine d'années, des recherches sont poursuivies pour tenter de comprendre le rôle que joue le tissu adipeux (graisseux) pour entretenir le diabète 2. Ces travaux aboutissent aujourd'hui sur de nouvelles pistes et sur de nouvelles perspectives thérapeutiques. Les publications récentes de Jürg Tschopp, professeur au département de biochimie de l'université de Lausanne, sont porteuses de vraies bonnes nouvelles. Il annonce qu'un chemin vers la guérison du diabète 2 est en train de s'ouvrir. Pour le moins, on peut attendre pour les deux ou trois prochaines années le développement de nouveaux traitements visant l'inflammation chronique, très efficaces pour stabiliser les diabétiques 2 et diminuer le nombre des complications.

De quoi s'agit-il ?

Le Pr Tschopp a focalisé son attention sur une protéine appelée TXNIP et connue pour bloquer l'action du récepteur à l'insuline situé sur la membrane des cellules. Il a ainsi découvert que cette molécule active est l'inflammasome.

L'inflammasome

L'inflammasome est un complexe de molécules qui intervient dans le fonctionnement des cellules immunitaires et qui est nécessaire à la formation d'une molécule inflammatoire appelée « interleukine-1 ».

L'inflammation est une activité développée par notre corps à des fins réparatrices, mais elle perturbe son fonctionnement lorsqu'elle s'auto-entretient.

Fiche destinataire

À mettre à l'intérieur du colis

N° Expédition M1 00403589

Nom **MOMOX SE**

9 AVENUE ANTOINE PINAY
MONDIAL RELAY AGENCE HEM
@A0G4 HEM
FR

Au cours de travaux antérieurs, le Pr Tschopp a démontré qu'un excès de l'interleukine-1 engendre des maladies articulaires comme la goutte. Il s'est donc demandé s'il ne pouvait pas en être de même avec le diabète 2. Il a ainsi observé que des souris diabétiques privées de cet inflammasome restaient ou redevenaient sensibles à l'insuline.

Ces découvertes sont maintenant validées par la communauté internationale et les expériences sur l'inflammasome se multiplient dans de nombreux instituts et laboratoires. Pour ces brillantes découvertes, le Pr Tschopp a obtenu en 2008 la plus haute distinction européenne en biologie : le prix Louis-Jeantet. Pour ma part, je ne doute pas qu'il se verra un jour couronné par le prix Nobel de médecine et physiologie.

Diminuer l'inflammation chronique

Depuis 2007, des essais thérapeutiques effectués par des cliniciens sont en cours, sur des cohortes de patients diabétiques 2, pour vérifier si l'inhibition de l'activité des hormones impliquées dans cette inflammation chronique permet de restaurer une fonction plus normale de l'insuline. Les résultats sont maintenant connus et probants : cette action thérapeutique permet une augmentation de la sécrétion d'insuline et une diminution des complications du diabète. Des remèdes actifs sont donc déjà au point et les grandes firmes pharmaceutiques se bousculent pour en mettre d'autres sur le marché à des prix abordables.

LES CELLULES SOUCHES

La maîtrise des cellules souches progresse chaque jour. Nul doute qu'à moyen terme (de dix à cinquante ans) leur utilisation individuelle révolutionnera toutes les thérapeutiques. On peut déjà imaginer le temps où chaque personne sera soignée à l'aide de ses propres cellules souches.

Il est impossible de faire ici un exposé complet sur ce sujet assez complexe. Je peux cependant dire brièvement que, d'une part, la propriété essentielle de ces cellules souches est d'être « totipotentes », c'est-à-dire de pouvoir se transformer en n'importe quelle cellule différenciée de notre organisme, et que, d'autre part, il sera bientôt possible d'obtenir assez facilement des cellules souches spécifiques de chaque personne.

Application : en tant que diabétiques 2, nous manquons peu à peu de cellules ß, ces cellules de notre pancréas qui fabriquent notre insuline, se détruisent et ne se reproduisent pas. L'idée est donc de faire parvenir au pancréas des cellules souches qui se transformeront en cellules ß ! Des expériences en cours sur l'animal donnent aujourd'hui des résultats encourageants dans cette voie.

La thérapie génique

Ce nouveau traitement s'élabore dans une voie proche de la précédente. Il s'agit cette fois d'agir au niveau du patrimoine génétique de la cellule, donc de l'ADN.

L'idée est, comme précédemment, de remplacer les cellules α qui disparaissent, mais la voie choisie est différente. En effet, chaque cellule particulière présente des caractéristiques qui dépendent de l'activation de certains des gènes contenus dans son patrimoine génétique. Des recherches, également sur l'animal, ont abouti, en intervenant sur les gènes, à transformer les cellules ß du pancréas en cellules ß !

Il faut noter que ces deux dernières voies de recherche sont valables aussi bien pour le diabète de type 2 que pour le diabète de type 1.

Guérir le diabète

Une fois installé, le diabète 2 a longtemps été considéré comme une fatalité, une dégradation définitive des métabolismes qui gèrent l'utilisation de nos sucres et de nos corps gras.

Les nouvelles recherches éclairent désormais d'un jour nouveau cette question. Sans crier trop vite victoire, on peut dire que de nombreux laboratoires de recherche ne sont plus aujourd'hui dans une quête de remèdes palliatifs mais bien dans la mise au point de remèdes ou de procédés curatifs. Tous les diabétiques du monde doivent donc reprendre espoir et assurer une meilleure prise en charge de leur maladie en attendant cette délivrance que sera son éradication.

Pour conclure

Je vous propose, pour terminer ce livre, un conte. Ce n'est pas courant pour un livre médical et scientifique. Mais j'ai trouvé ce moyen plaisant pour illustrer ce qui s'est passé pour l'humanité au cours des derniers cinquante mille ans. Je vous laisse donc apprécier la sagesse et la pertinence de ce récit que l'on doit à Michel Piquemal.

« Noix de coco »

Sur une petite île d'Afrique, au cœur d'une forêt de cocotiers, vivait une communauté de singes. Les noix de coco étaient leur seule nourriture et ils devaient travailler dur pour aller les cueillir au sommet des arbres, les casser, les dépiauter. Pourtant, leur vie n'était pas malheureuse. Sans ce problème de nourriture, cela aurait même été le paradis ! Mais rien n'est parfait en ce monde.

Il n'est cependant pas interdit de chercher à améliorer sa condition. Aussi, le Conseil des sages s'interrogeait sur le moyen de récolter plus en travaillant moins. Et ils finirent par trouver une solution : il suffisait de remuer violemment, à quatre ou cinq, le tronc d'un arbre, de placer en dessous quelques roches pointues, et le travail se ferait seul. Au début, il y eut bien quelques accidents : mais en se protégeant le crâne d'une moitié de noix de coco, le problème fut vite réglé. Désormais la petite communauté n'eut plus qu'à se laisser vivre, se contentant de manger et de dormir. Les années passèrent et nos singes doublèrent de volume. Gros et gras, ils passaient leur temps à s'épouiller en sirotant du jus de coco. S'il leur avait fallu grimper aux arbres, ils en auraient été incapables. Quant à secouer les troncs, il n'y eut bientôt plus de volontaires. La force et le désir leur manquaient. Par chance, ils avaient tant fait de provisions que ce n'était pas alarmant. Lorsque les réserves seraient épuisées, se disaient-ils en se dorant au soleil, ils trouveraient bien une solution…

D'après *Les Philo-fables pour la terre* de Michel Piquemal (Albin Michel, 2010).

Un site Internet pour les diabétiques 2

Dans l'esprit de ce livre, j'ai développé un site Internet pour que tous les diabétiques 2 francophones aient un outil de référence. En voici le nom :

www.toutlediabete2.fr (*cf.* p. 174).

Ma réflexion sur cette maladie ne s'arrête jamais. Elle me propulse sans cesse vers des lieux encore inexplorés de la biologie et de la médecine. Ce site est donc remis à jour et remanié fréquemment. J'y livre mes réflexions, mes interrogations et certaines indications personnelles sur le suivi de mon propre diabète. Elles sont proches des vôtres. Vous pouvez également participer en posant vos questions sous certaines conditions. Venez m'y rejoindre !

Cet ouvrage a été composé
par Atlant'Communication
au Bernard (Vendée)

Achevé d'imprimer en juin 2012
par CPI Firmin Didot à Mesnil-sur-l'Estrée
pour le compte des Presses du Châtelet

Imprimé en France
N° d'impression : 113396
Dépôt légal : avril 2011